供助产学专业用

助产学综合实训

主　审　周洪贵

主　编　崔丽君

副主编　王　敏　郭洪花　魏　娜　李云鹰　李奉玲

编　者（按姓氏笔画排序）

王　敏（川北医学院附属医院）　　　　付立仙（遵义医科大学附属医院）

李云鹰（广元市中心医院）　　　　　　李奉玲（川北医学院附属医院）

李春艳（川北医学院附属医院）　　　　杨丽君（川北医学院附属医院）

吴　琴（南充市中心医院·川北医学院第二临床医学院）

张秀华（南充市中心医院·川北医学院第二临床医学院）

郭洪花（海南医科大学国际护理学院）　崔丽君（川北医学院附属医院）

魏　娜（川北医学院附属成都新华医院）

科　学　出　版　社

北　京

内 容 简 介

本教材共五章，内容包括妊娠期妇女临床评估技术、分娩期妇女临床评估技术、产褥期及母婴同室的护理、新生儿护理技术、妇科常用诊疗技术。本教材从助产学实用技能出发，系统介绍助产专业的各种实用技术，涵盖了助产学领域的新理念、新知识、新技能，在编写内容和形式上突出了实用性、新颖性和系统性三个特点。

本教材可用于全国高等学校助产学专业的教学，也适用于学生临床实习前的综合训练，同时可作为临床助产士培训的参考用书。

图书在版编目（CIP）数据

助产学综合实训/崔丽君主编. —北京：科学出版社，2024.6
ISBN 978-7-03 -077904-5

Ⅰ. ①助… Ⅱ. ①崔… Ⅲ. ①助产学 Ⅳ. ①R717

中国国家版本馆 CIP 数据核字（2024）第 025186 号

责任编辑：朱 华 李 植 / 责任校对：周思梦
责任印制：赵 博 / 封面设计：陈 敬

科 学 出 版 社 出版
北京东黄城根北街 16 号
邮政编码：100717
http://www.sciencep.com
北京天宇星印刷厂印刷
科学出版社发行 各地新华书店经销
*
2024 年 6 月第 一 版 开本：787×1092 1/16
2025 年 1 月第二次印刷 印张：8 1/2
字数：206 000
定价：39.80 元
（如有印装质量问题，我社负责调换）

前　言

　　助产学是一门实践性很强的应用学科，是研究助产理论知识、发展规律及相关技能的学科，是医学领域的重要组成部分。助产教育的目标是培养"以能力为核心"的实用型、复合型高等助产人才。为进一步加强院校教育与临床实践的深度融合，强化助产理论与实践的紧密结合，促进本科生进临床实习后能综合运用所学的助产理论和基本技能，实现学校教育与临床实践的无缝对接，我们组织编写了《助产学综合实训》。

　　近年来，随着情境模拟教学法和案例教学法在我国高等教育改革实践中的不断应用与完善，本教材通过案例导入及临床情境的演变，设置实训任务，指导学生对孕产妇进行评估、提出问题，实施相应的措施，并对该病例和任务进行拓展，训练学生综合分析问题和处理问题的能力。全书共五章，涉及妊娠期妇女临床评估技术、分娩期妇女临床评估技术、产褥期及母婴同室的护理、新生儿护理技术、妇科常用诊疗技术。本教材从助产学实用技能出发，系统介绍助产专业的各种实用技术，涵盖了助产学领域的新理念、新知识、新技能，在编写内容和形式上突出 3 个特点。①实用性：病例均来自临床一线，临床情境的变化符合临床孕产妇及新生儿的发展规律，以任务的方式实施相应操作，让学生身临其境，提前感受临床氛围。②新颖性：临床情境体现了孕产妇的动态变化，临床情境与实训任务紧密结合，增加了技术拓展内容，融入了相关专科的最新助产知识。③系统性：助产士提供专业系统化指导，为孕产妇提供连续性照顾的专业医疗服务，协助产科医师对异常情况进行抢救和处置，实施新生儿护理，进行孕期保健、产后妇婴保健等。本教材可用于全国高等学校助产学专业的教学，也适用于学生临床实习前的综合训练，同时可作为临床助产士培训的参考用书。

　　本教材内容及编排难免存在疏漏和不妥之处，殷切期望广大师生和同行提出宝贵意见，以改进完善。

崔丽君

2023 年 9 月

目　　录

第一章　妊娠期妇女临床评估技术

学 习 目 标

● **知识目标**

1. 掌握妊娠期妇女的日常保健护理；正常分娩产妇的护理。

2. 熟悉妊娠期和围生期常用操作技术。

3. 了解妊娠期和围生期护理相关进展。

● **能力目标**

1. 能根据孕、产妇的实际情况提供正确、有效的护理措施。

2. 能根据临床情境正确实施宫高、腹围测量，腹部四步触诊检查，骨盆外测量，听诊胎心音，胎心电子监护，协助产妇进行拉梅兹呼吸法、产前运动。

● **素质目标**

1. 能将人文关怀体现在孕、产技术操作的全过程和护理服务的每一个环节。

2. 能根据不同孕、产妇的特点和临床情境提供个性化的心理护理。

案 例 导 入

孕妇，30 岁。因停经 38 周来产科门诊就诊。既往月经规律，（6～7）d/28d，量中等，无血块，轻微痛经。停经 20 余天，尿妊娠试验（＋），停经 40d，B 超结果显示宫内早孕。孕早期出现晨起恶心、呕吐，厌油腻，症状轻，持续至孕 3 个月自行缓解。停经 4 个月出现胎动，持续至今。孕 12 周开始规律产检，行唐氏筛查，结果显示低风险，行产前超声筛查，未见明显异常。葡萄糖耐量试验：空腹血糖 4.79mmol/L，餐后 1h 血糖 7.3mmol/L，餐后 2h 血糖 5.38mmol/L。定期产检，结果示胎心、胎位、血糖、血压均正常。近 1 个月出现双下肢水肿，晨起或休息后好转。孕期无头痛、头晕、眼花、皮肤瘙痒等。孕妇既往体健，孕 1 产 0。

体格检查：T 36.5C，P 91 次/分，R 20 次/分，BP 125/82mmHg，体重 67.5kg。意识清醒，查体合作。腹部隆起如孕月，触诊无压痛及反跳痛，双下肢水肿（＋）。

辅助检查：血常规结果显示 WBC 6.27×10^9/L，Hb 124.0g/L，RBC 3.82×10^{12}/L，HCT 36.8%，PLT 175×10^9/L，肝、肾功能及凝血功能正常；尿蛋白（－）。B 超结果显示宫内妊娠 38^{+2} 周，胎儿枕右前位（ROA），单活胎，估重 3400g，羊水深度 100mm，胎盘成熟度 II 级。

诊断：孕 1 产 0，孕 38^{+2} 周，ROA。

实训一　宫高、腹围测量

情　境　一

孕妇在丈夫陪同下到产科门诊进行产前检查，评估胎儿宫内发育情况。体格检查：T 36.5C，P 91 次/分，R 20 次/分，BP 125/82mmHg。孕妇表情紧张，意识清醒，查体合作。面色红润，皮肤黏膜、巩膜无黄染及出血点。胸廓对称，呼吸自如。触诊腹软，无压痛及反跳痛，未扪及宫缩。脊柱、四肢无畸形，活动自如，双下肢水肿（＋）。

【护理评估】

1. 健康史 既往体健，月经规律，经量正常，无痛经史。孕1产0，孕早期出现晨起恶心、呕吐，厌油腻，症状轻，持续至孕3个月自行缓解。无感冒、发热，无药物、毒物及放射线接触史。

2. 身体状况 意识清醒，面色红润，T 36.5C，P 91次/分，R 20次/分，BP 125/82mmHg，双下肢水肿（+）。产科检查：无阴道流液，自觉胎动，腹壁未扪及宫缩。

3. 心理-社会状况 孕妇表情紧张，配合检查，由家属陪伴。孕妇担心水肿会对胎儿有影响。

【主要护理诊断/问题】

1. 焦虑 与缺乏孕期相关知识有关。

2. 体液过多 与妊娠时子宫压迫下腔静脉造成回流受阻有关。

【护理目标】

1. 孕妇情绪稳定，积极配合产前检查及治疗。

2. 孕期知晓自我监测的内容。

3. 孕妇水肿明显缓解。

【护理措施】

1. 评估胎儿宫内情况 定期产检，测量宫高、腹围（图1-1）。教会孕妇自己数胎动，如出现明显的胎动增多或减少应及时到医院就诊。

2. 休息 注意休息，保证睡眠，每日休息不少于10h，以左侧卧位为宜，休息时适当抬高双下肢，促进下肢静脉回流，减轻水肿。

3. 心理护理 做好妊娠期保健知识及分娩相关知识的宣教，避免发生紧张焦虑等不良情绪。

4. 健康教育 指导孕妇合理饮食，摄入足够的蛋白质、蔬菜，补充维生素及铁、钙和锌剂。预约下次产前检查时间，每周来院检查一次。

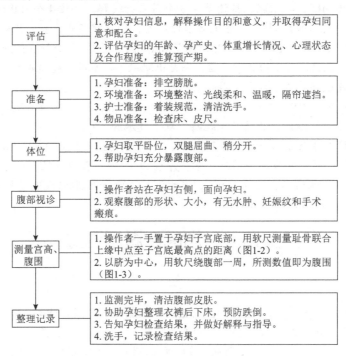

图1-1 测量宫高、腹围操作流程

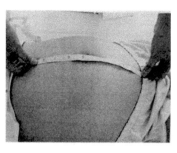
图 1-2　测量宫高

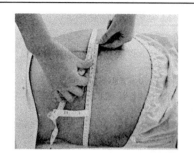
图 1 3　测量腹围

【护理评价】

1. 孕妇情绪稳定，掌握自我监测的方法，积极配合检查和护理。

2. 孕妇休息充分，睡眠良好，饮食合理，双下肢水肿消退。

【注意事项】

1. 注意保暖并保护孕妇隐私。

2. 测量时，注意软尺紧贴腹壁，松紧适宜。

3. 动作轻柔。

【实训拓展】

1. 指导孕妇胎动自我计数监测　胎动是孕妇自我评价胎儿宫内状况的简便、经济、有效的方法。正常情况下每小时胎动 3～5 次，嘱孕妇每日早、中、晚固定的时间各测 1h，将 3 次胎动数相加乘以 4 即得 12h 的胎动次数。正常胎动次数在 30 次/12h，若胎动计数＜10 次/12h 或减少 50%以上者，提示胎盘功能不足，胎儿缺氧，应及时就诊。

2. 测量宫高和腹围的时间　孕 20 周前，手测宫高和腹围；孕 20 周以后，尺测宫高和腹围。

3. 宫高与孕周的关系　孕 12 周末宫底在耻骨联合上 2～3 横指处；孕 16 周末在脐耻之间；孕 20 周末在脐下 1 横指处；孕 24 周末在脐上 1 横指处；孕 28 周末在脐上 3 横指处；孕 32 周末在脐与剑突之间；孕 36 周末在剑突下 2 横指处；孕 40 周末在脐与剑突之间或略高。

4. 估计胎儿体重　胎儿体重（g）=宫高（cm）×腹围（cm）+200g。

（杨丽君　李云鹰）

实训二　腹部四步触诊检查

情　境　二

孕妇在丈夫陪同下到产科门诊进行产前检查，作为助产士如何判断该孕妇的胎位是否正常？

【护理评估】

1. 健康史　既往体健，月经规律，经量正常，无痛经史。孕 1 产 0，孕早期出现晨起恶心、呕吐，厌油腻，症状轻，持续至孕 3 个月自行缓解。无感冒、发热，无药物、毒物及放射线接触史。

2. 身体状况　意识清醒，面色红润，T 36.5℃，P 91 次/分，R 20 次/分，BP 125/82mmHg，双下肢水肿（＋）。产科检查：无阴道流液，自觉胎动，腹壁未扪及宫缩。

3. 心理-社会状况　孕妇表情紧张，配合检查，由家属陪伴。

【主要护理诊断/问题】

1. 焦虑　与担心自身及胎儿安全有关。

2. 体液过多　与妊娠时子宫压迫下腔静脉造成回流受阻有关。

3. 知识缺乏：缺乏孕期相关知识。

【护理目标】

1. 孕妇情绪稳定。

2. 孕妇知晓产前检查配合的内容。

【护理措施】

1. 专科护理 定期产检，评估胎儿宫内情况（图 2-1），了解胎方位、胎先露以及是否衔接。教会孕妇自数胎动，如出现明显的胎动增多或减少应及时到医院就诊。

2. 休息 指导孕妇可侧卧位休息，必要时抬高下肢，避免久坐久站。

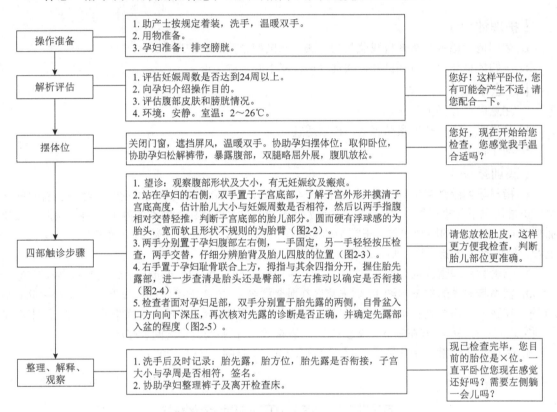

图 2-1 腹部四步触诊检查操作流程

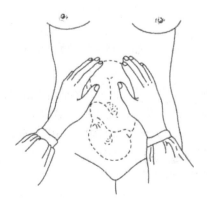

图 2-2 四步触诊法第一步

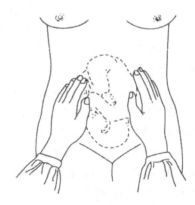

图 2-3 四步触诊法第二步

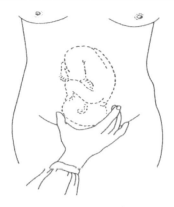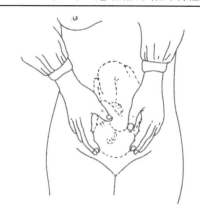

图 2-4　四步触诊法第三步　　　　图 2-5　四步触诊法第四步

3. 心理护理　关注孕妇心理健康，及时开展相关心理干预，避免发生紧张、焦虑等不良情绪。

4. 健康教育　指导孕妇按时参与孕妇学校相关学习，做好妊娠期保健知识及分娩相关知识的宣教。

【护理评价】

1. 孕妇情绪稳定，能积极配合产前检查。

2. 孕妇能说出产前检查配合的内容。

【注意事项】

1. 注意保暖并保护孕妇隐私。

2. 注意检查的位置要正确。始终立于孕妇右侧，第一步至第三步面向孕妇，最后一步面向孕妇的足部。

3. 动作轻柔，注意子宫敏感度，随时注意观察孕妇表情。

【实训拓展】

1. **胎方位**　胎儿先露部指示点与母体骨盆的关系。头先露以枕骨为指示点，而臀先露以骶骨为指示点。胎方位的描述总是涉及孕妇骨盆的左侧或右侧。

2. **胎先露**　胎儿最先进入部分与骨盆入口的关系。分为头先露、臀先露和肩先露。

3. **胎产式**　胎儿纵轴与母体纵轴的关系。分为纵产式、斜产式和横产式。

4. **衔接**　胎儿先露部最宽的径线（头先露是双顶径，臀先露是坐骨结节间径）通过骨盆入口平面。如为头先露，胎头颅骨最低点达到或低于坐骨棘水平为衔接。

（李奉玲　崔丽君）

实训三　骨盆外测量

情　境　三

该孕妇在丈夫陪同下到助产士门诊进行骨盆外测量，生命体征正常，胎心 120 次/分，宫口未开。作为助产士请为该孕妇测量骨盆外径线，并判读骨盆大小与形态。

【护理评估】

1. **健康史**　既往体健，月经规律，经量正常，无痛经史。孕 1 产 0，孕早期出现晨起恶心、呕吐，厌油腻，症状轻，持续至孕 3 个月自行缓解。无感冒、发热，无药物、毒物及放射线接触史。

2. **身体状况**　意识清醒，面色红润，T 36.5℃，P 91 次/分，R 20 次/分，BP 125/82mmHg，双

下肢水肿（＋）。产科检查：胎心 120 次/分，宫口未开，自觉胎动，腹壁未扪及宫缩。

3. 心理-社会状况 孕妇状态略紧张，配合检查，由家属陪伴。

【**主要护理诊断/问题**】

1. 焦虑 与担心自身及胎儿安全有关。

2. 体液过多 与妊娠时子宫压迫下腔静脉造成回流受阻有关。

3. 知识缺乏：缺乏孕期相关知识。

【**护理目标**】

1. 孕妇情绪稳定。

2. 孕妇知晓产前检查配合的内容。

【**护理措施**】

1. 专科护理 评估骨盆外径线大小（图 3-1），为判断胎儿的分娩方式提供参考。髂棘间径正常值为 23～26cm；髂嵴间径正常值为 25～28cm；骶耻外径正常值为 18～20cm；出口横径（坐骨结节间径）正常值为 8.5～9.5m，平均值为 9cm；出口后矢状径正常值为 8～9cm；若后矢状径与出口横径之和大于 15cm，一般足月胎儿可以娩出。耻骨弓角度正常值为 90°，小于 80°为不正常。此角度反映骨盆出口横径的宽度。

2. 休息 指导孕妇可侧卧位休息，必要时抬高下肢，避免久坐久站。

3. 心理护理 关注孕妇心理健康，及时开展产前心理健康评估，提高孕妇分娩准备度，降低分娩恐惧及产后抑郁的发生率。

4. 健康教育 对孕妇开展围生期保健知识及分娩相关知识的宣教。

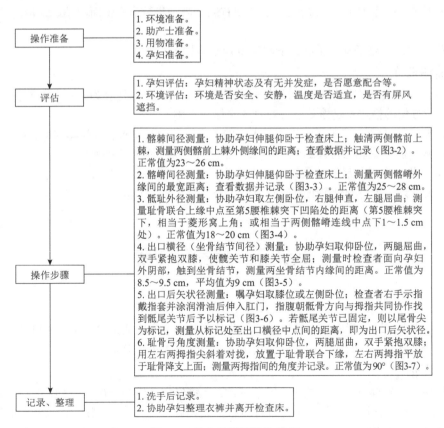

图 3-1 骨盆外测量操作流程

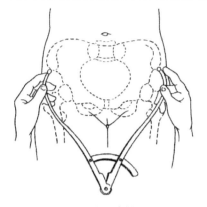 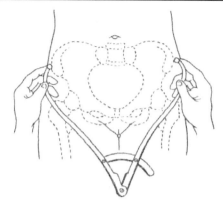

图 3-2　测量髂棘间径　　　　　　　　　　图 3-3　测量髂嵴间径

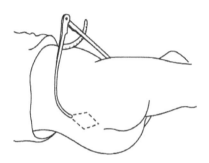

图 3-4　测量骶耻外径

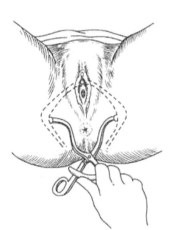 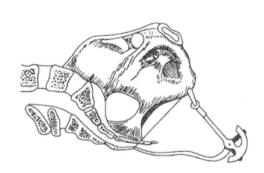

图 3-5　测量出口横径　　　　　　　　　图 3-6　测量出口后矢状径

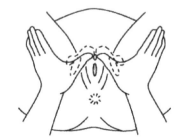 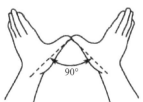

图 3-7　测量耻骨弓角度

【护理评价】

1. 孕妇情绪稳定。

2. 孕妇能知晓骨盆外测量配合的内容。

【注意事项】

1. 操作时站在孕妇右侧。

2. 动作要轻柔，注意保暖和遮挡孕妇。

3. 测量数据要准确。

【实训拓展】

1. 骨盆外测量的时间临床上各医院略有不同。有的医院在初诊时就测量骨盆，大多数医院在妊娠28～34周测量骨盆，也有医院在妊娠37～38周测量，但初孕妇及有难产史的孕妇，在初次产前检查时，均应常规做骨盆外测量。

2. 2014年中华医学会妇产科学分会产科学组制定的《孕前和孕期保健指南》认为，已有充分的证据表明骨盆外测量并不能预测产时头盆不称，因此孕期不需要常规进行骨盆外测量。对于阴道分娩者，妊娠晚期可测定骨盆出口径线。

3. 常见的异常情况：①均小骨盆：骨盆形态正常，但各条径线均小于正常径线最低值2cm以上，可发生难产；②扁平骨盆：对角径＜11.5cm，表现为胎头衔接受阻，不能入盆，前羊水囊受力不均，易致胎膜早破，继发性宫缩乏力，潜伏期和活跃期延长；③骨盆出口平面狭窄：骨盆出口横径（坐骨结节间径）＜7.5cm为出口狭窄。一般出口狭窄不宜试产，如胎儿＞3500g，阴道分娩可能有困难，应密切观察产程进展，放宽手术指征。

（李奉玲　崔丽君）

实训四　听诊胎心音

情　境　四

该孕妇现已40+周，入院后进行产科专科检查，给予监测生命体征、观察产程进展及胎儿监测等处理。作为助产士，请你为该孕妇听诊胎心音并判断胎心音是否正常。

【护理评估】

1. **健康史**　既往体健，月经规律，经量正常，无痛经史。孕1产0，孕早期出现晨起恶心、呕吐，厌油腻，症状轻，持续至孕3个月自行缓解。无感冒、发热，无药物、毒物及放射线接触史

2. **身体状况**　该孕妇意识清醒，面色红润，T 36.5℃，P 91次/分，R 20次/分，BP 125/82mmHg，双下肢水肿（＋）。产科检查：胎心120次/分，宫口未开，自觉胎动，腹壁未扪及宫缩。

3. **心理-社会状况**　孕妇表情紧张，配合检查，由家属陪伴。

【主要护理诊断/问题】

焦虑　与缺乏孕产期相关知识有关。

【护理目标】

1. 孕妇情绪稳定，积极配合产前检查及治疗。

2. 孕期知晓自我监测的内容。

【护理措施】

1. **评估胎儿宫内情况**　定期产检，监测胎心率（图4-1）；教会孕妇自己数胎动，如出现明显的胎动增多或减少应及时到医院就诊。

2. 休息　注意休息，保证睡眠。

3. 心理护理　做好妊娠期保健知识及分娩相关知识的宣教，避免发生紧张、焦虑等不良情绪。

4. 健康教育　建议孕妇多摄入高蛋白、高维生素及含铁丰富的食物。保持大便通畅，避免用力排便。

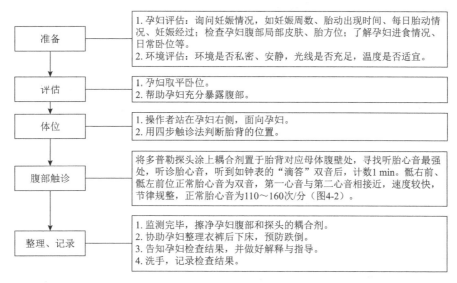

```
准备 ───── 1. 孕妇评估：询问妊娠情况，如妊娠周数、胎动出现时间、每日胎动情
              况、妊娠经过，检查孕妇腹部局部皮肤、胎方位；了解孕妇进食情况、
              日常卧位等。
           2. 环境评估：环境是否私密、安静，光线是否充足，温度是否适宜。

评估 ───── 1. 孕妇取平卧位。
           2. 帮助孕妇充分暴露腹部。

体位 ───── 1. 操作者站在孕妇右侧，面向孕妇。
           2. 用四步触诊法判断胎背的位置。

腹部触诊 ── 将多普勒探头涂上耦合剂置于胎背对应母体腹壁处，寻找听胎心音最强
            处，听诊胎心音，听到如钟表的"滴答"双音后，计数1 min。骶右前、
            骶左前位正常胎心音为双音，第一心音与第二心音相接近，速度较快，
            节律规整，正常胎心音为110～160次/分（图4-2）。

整理、记录 ─ 1. 监测完毕，擦净孕妇腹部和探头的耦合剂。
             2. 协助孕妇整理衣裤后下床，预防跌倒。
             3. 告知孕妇检查结果，并做好解释与指导。
             4. 洗手，记录检查结果。
```

图 4-1　听诊胎心音操作流程

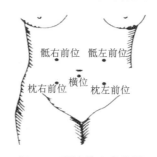

图 4-2　听诊胎心音位置

【护理评价】

1. 孕妇情绪稳定，掌握自我监测的方法，积极配合检查和护理。

2. 孕妇休息充分，睡眠良好，饮食合理。

【注意事项】

注意观察孕妇有无异常情况，如仰卧位有无呼吸不畅等。若胎心音 < 110 次/分或 > 160 次/分，立即触诊孕妇脉搏作对比鉴别，如胎心音有明显减慢或加快，可先给予间断吸氧，改变孕妇体位，进行胎心监护，通知医师。

【实训拓展】

如孕妇有宫缩，应选择宫缩后间歇期听诊。听到的胎心音需要与子宫杂音、腹主动脉音、胎动音及脐带杂音相鉴别。子宫杂音为血液流过扩大的子宫血管时出现的柔和吹风样低音响，腹主动脉音为单调的咚咚样强音响，这两种杂音均与孕妇脉搏数一致，脐带杂音为脐带血流受阻出现的与胎心率一致的吹风样低音响，改变体位后可消失，如持续存在脐带杂音，应注意有无脐带缠绕的可能。

（杨丽君　崔丽君）

实训五 胎心电子监护

情 境 五

该产妇参加过医院开设的系列课程学习，参观过产房，心理状态好，现已进入第一产程。该产妇入院后应立即做何种检查？怎样去评估？

【护理评估】

1. 健康史 既往体健，月经规律，经量正常，无痛经史。孕 1 产 0，孕早期出现晨起恶心、呕吐、厌油腻，症状轻，持续至孕 3 个月自行缓解。无感冒、发热，无药物、毒物及放射线接触史。

2. 身体状况 意识清醒，面色红润，T 36.5C，P 86 次/分，R 20 次/分，BP 105/70mmHg；情绪稳定；疼痛评分 3 分。产科检查：胎心、胎动正常，宫缩 35s/5～6min，强度中；宫颈管消失、宫口开大 2cm，头先露 S：-1。

3. 心理-社会状况 产妇状态良好，配合检查，由家属陪伴。

【主要护理诊断/问题】

1. 疼痛 与临产后规律宫缩有关。

2. 焦虑 与担心分娩能否顺利进行有关。

【护理目标】

1. 产妇情绪稳定，积极配合产前检查及治疗。

2. 孕期知晓自我监测及配合的内容。

3. 产妇产程进展顺利。

【护理措施】

1. 专科护理 胎心监测：胎心电子监护（图 5-1）。观察宫缩，观察宫颈扩张和胎头下降程度。

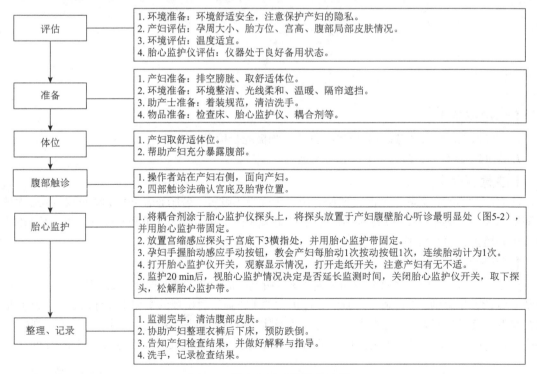

图 5-1 胎心电子监护操作流程

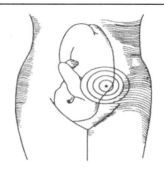

图 5-2　确定胎心听诊最清楚的部位

2. 一般护理　生命体征监测，及时补充液体和热量，鼓励产妇取舒适体位，有利于缓解疼痛，促进产程进展，鼓励产妇每 2～3h 排尿 1 次，以免膀胱充盈影响宫缩及胎先露下降。

3. 疼痛护理　根据疼痛及产妇具体情况选用合适分娩镇痛方法。

【护理评价】

1. 产妇情绪稳定，积极配合检查和护理。

2. 产妇休息充分，睡眠良好，饮食合理。

3. 产程进展顺利。

【注意事项】

1. 尽量避免仰卧位，避免空腹监护，以免饥饿引起胎心加快导致假阳性率增高。

2. 胎心监护结果及时告知产妇，减少其焦虑。

【实训拓展】

胎儿电子监护分为产前监护和产时监护。本节阐述的是产前监护，产前胎儿电子监护用于 32 周后常规产前监测、高危妊娠和怀疑胎盘功能低下者、其他相关检查提示胎儿在宫内可能有缺氧状况者。临床常用胎儿电子监护包括无应激试验和宫缩应激试验。

一、无应激试验

无应激试验（non-stress test，NST）又称胎儿加速试验，是指在无宫缩、无外界负荷刺激下，观察和记录胎儿胎心率及宫缩情况的一种试验。孕周≥32 周后，为常规产前监测项目。

1. 胎心率基线　指在没有胎动和宫缩的情况下记录 10min 以上的胎心率平均值，即常见胎心监护图谱识别每分钟的心搏数（次/分）。心率水平至少保持 10min 大体不变才能确定基础胎心率，若发生变化，且变化需持续 10min 以上才认为是新的胎心率（图 5-3）。

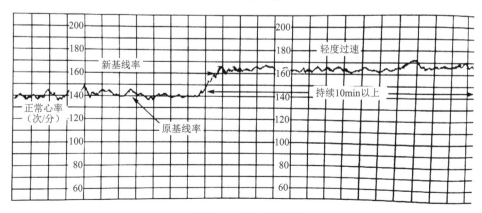

图 5-3　胎心率基线

（1）胎心基线率水平：正常胎心率范围为 110～160 次/分，＞160 次/分为心动过速，＜110 次/分为心动过缓。

（2）胎心率基线变异：包括变异振幅及变异频率。变异振幅为胎心率的波动范围，一般为 6～25 次/分；变异频率为 1min 内胎心率波动的次数，正常≥6 次。

2. 一过性胎心率变化 包括加速和减速两种变化。

（1）加速是指宫缩时胎心率基线暂时增加，＞15 次/分，并且持续时间＞15s。随胎动或腹部触诊等刺激而发生者称非周期性加速（图 5-4）；伴随宫缩发生的加速称周期性加速（图 5-5）。

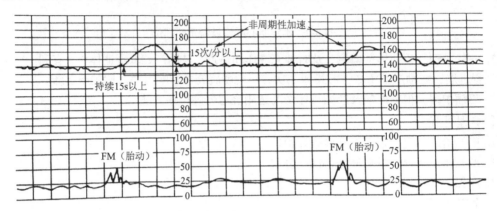

图 5-4 非周期性加速

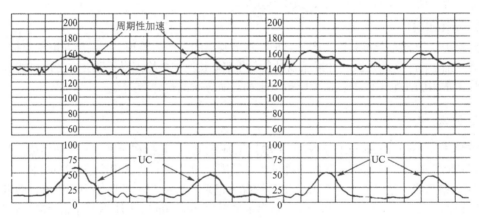

图 5-5 周期性加速

UC：子宫收缩

（2）减速是指宫缩时胎心率出现短暂的减慢，分为 3 种情况：①早期减速：与宫缩同时开始，下降幅度＜50 次/分，持续时间短，恢复快，提示胎头受压（图 5-6）；②变异减速：与宫缩无恒定关系，变异形态不规则，下降幅度＞70 次/分，持续时间不定，恢复迅速，提示脐带受压，可改变体位或吸氧，情况将好转（图 5-7）；③晚期减速：在宫缩高峰后出现，下降缓慢，下降幅度＜50 次/分，持续时间长，恢复缓慢，提示胎盘功能障碍，胎儿宫内缺氧（图 5-8）。

（3）无应激试验的评分标准 见表 5-1。评分结果：1～4 分为无反应型；5～7 分为可疑型；8～10 分为反应型。反应型说明胎儿储备能力良好，建议 1 周后复查；无反应型建议出现胎动时再重做一次，若仍为无反应型，需接受宫缩应激试验。

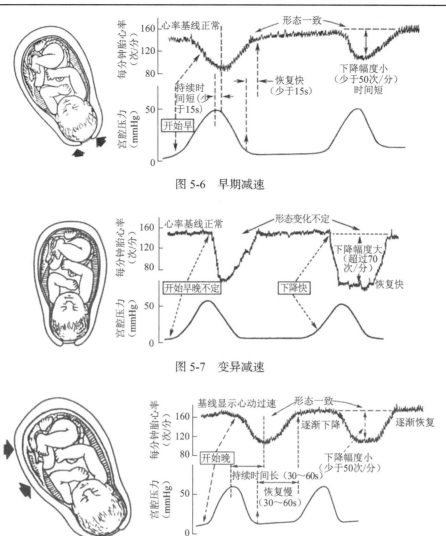

图 5-6　早期减速

图 5-7　变异减速

图 5-8　晚期减速

表 5-1　无应激试验评分标准

项目	0分	1分	2分
基线率（次/分）	< 100	< 110 或 > 160	110~160
振幅（次/分）	< 5	5~9 或 > 30	10~30
胎动时胎心上升时间（s）	< 10	10~15	> 15
胎动时胎心改变（次/分）	< 10	10~15	> 15
胎动次数	0	1~2	> 2

二、宫缩应激试验

宫缩应激试验（contraction stress test，CST）又称缩宫素激惹试验（oxytocin challenge test，OCT），是指在自发宫缩或诱发宫缩的刺激下，观察和记录胎儿胎心率变化的一种试验。适用于 2 次 NST

无反应型者。进行此试验时，孕妇必须住院，并做好胎儿窘迫急救的准备，备好氧气和宫缩抑制剂。

（1）孕妇 10min 内有自发宫缩 3 次或静脉滴注缩宫素，10min 内诱发宫缩 3 次，持续 40～60s，开始此项试验。

（2）其他步骤同 NST。

（3）试验结束，停止滴注缩宫素，并给予胎心监护到宫缩减弱或消失。

注意事项：①用缩宫素诱发宫缩时，将缩宫素 1～2.5U 加入 5%葡萄糖溶液（妊娠期糖尿病的孕妇可以根据医嘱使用生理盐水）500ml 中静脉滴注，从 8 滴/分开始，以后每 5min 增加 2 滴，至 10min 内有 3 次宫缩，持续 40～60s，不再增加滴数。进行该试验时以观察 10 次宫缩为宜。②试验中一旦出现宫缩过强，应立即减慢滴速或停药。

宫缩应激试验评分标准见表 5-2。评分结果：1～4 分为阳性；5～7 分为可疑；8～10 分为阴性。阳性提示胎盘功能减退，谨防胎儿窘迫发生，阴性则提示胎盘功能良好，1 周内无胎儿死亡危险。

表 5-2　宫缩应激试验评分标准

项目	0分	1分	2分
基线率（次/分）	<100 或 >180	<110 或 >160	110～160
变异振幅（次/分）	<5	5～9 或 >30	10～30
变异频率（次/分）	<2	3～6	>6
胎心率加速	无	呈周期性	呈散在性
胎心率减速	变异减速或晚期减速	变异减速	无

（杨丽君　魏　娜）

实训六　拉梅兹呼吸法

情　境　六

孕妇，30 岁，已婚，孕 1 产 0，孕 39^{+3} 周，枕左前位（LOA），无妊娠合并症。临产 9h，现宫口开大 6cm，宫缩间隔 2～3min，持续 50s，该产妇希望能经阴道分娩，但难以承受宫缩疼痛，向助产士寻求非药物分娩减痛方法。助产士可为其提供何种分娩减痛法?如何实施?

【护理评估】

1. 健康史　回顾产前检查记录，了解既往生育史、分娩次数及分娩方式；询问孕期接受健康教育的情况，以往对疼痛的耐受性和应对方法。

2. 身体状况　评估和观察产妇面部表情和疼痛引起的生理反应。产科检查：宫口开大 6cm，宫缩间隔 2～3min，持续 50s。

3. 心理-社会状况　产妇对分娩的焦虑、疼痛的耐受程度，家属参与陪伴分娩的意愿。

【主要护理诊断/问题】

1. 焦虑　与疼痛及担心分娩是否顺利有关。

2. 应对无效　与不能有效运用应对疼痛技巧有关。

【护理目标】

1. 产妇能表述疼痛程度减轻，舒适感增加，对阴道分娩有信心。

2. 产妇能正确进行拉梅兹呼吸法应对分娩期疼痛，焦虑减轻或缓解。

【护理措施】

1. 一般护理 营造温馨、安全、舒适的待产环境，及时补充热量和水分，定时督促排尿，减少不必要的检查。

2. 拉梅兹呼吸法 可用示范、反示范等方式给产妇讲解呼吸法（图6-1）。

3. 心理护理 给予产妇心理支持，减轻焦虑情绪。

4. 健康教育 指导产妇28周开始练习，反复练习至能熟练进行。宫缩疼痛时利用拉梅兹呼吸法分散注意力，主动放松身体其他部位肌肉，可有效减轻分娩疼痛，缩短产程，促进自然分娩。

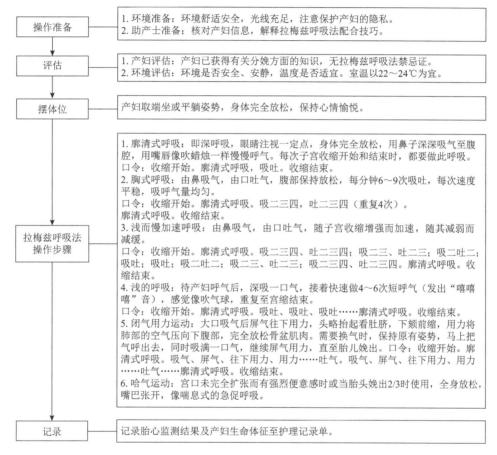

图6-1 拉梅兹呼吸法操作流程

【护理评价】

1. 产妇能正确应用拉梅兹呼吸法，焦虑、疼痛减轻或缓解。

2. 产妇能主动配合医务人员讲解拉梅兹呼吸法，分娩过程顺利。

【注意事项】

1. 建立基本分娩过程（包括产兆）概念，以配合呼吸技巧并应用。

2. 妊娠满7个月后开始练习呼吸方法，须反复练习至熟练。

3. 在医护人员的指导下进行，运动前先排空膀胱，穿宽松的衣服，在硬板床或地板上进行。

【实训拓展】

除拉梅兹呼吸法外，亦有其他的分娩减痛法，包括药物及非药物的分娩减痛法。非药物分娩减痛法有热敷、冷敷、水疗、针灸、按摩及导乐分娩减痛法等。药物分娩减痛法包括地西泮、盐酸哌替啶的使用及硬腰联合阻滞麻醉等方法。

传统的中医肾俞穴位按摩技术也有缓解产妇腰酸背痛的作用，即第 2 腰椎棘突下缘旁 2 指处，即平肚脐的脊椎旁 2 指，再往下 1 指所在处，可用大拇指轻轻按压此处。

（王　敏　崔丽君）

实训七　产前运动

情　境　七

孕妇，30 岁，已婚，孕 14^{+3} 周，孕 1 产 0，前来进行常规产检。如何指导孕妇进行正确的产前运动？

【护理评估】

1. 健康史　评估既往生育史、分娩次数及分娩方式；评估孕期接受健康教育的情况。

2. 身体状况　评估孕妇有无妊娠合并症、并发症；孕妇孕前是否长期坚持运动；孕期产前检查是否正常，有无异常情况。

3. 心理-社会状况　孕妇对产前运动的接受程度及是否有孕期运动的意愿。

【主要护理诊断/问题】

1. 焦虑　与担心运动对妊娠、分娩是否有影响有关。

2. 知识缺乏　与无规律运动习惯，未养成健康生活方式有关。

【护理目标】

1. 孕妇能通过产前运动增加舒适感，对阴道分娩有信心。

2. 孕妇能正确进行产前运动，能随着孕期进展适当调整运动方式，焦虑减轻。

【护理措施】

1. 一般护理　营造安全、舒适的运动环境，及时补充水分和能量，对孕前无运动习惯的孕妇可从每周 3d，每天 15min 的运动量开始，逐渐增加运动强度和频率。

2. 产前运动　可用讲解、示范方式给孕妇介绍产前运动方法（图 7-1）。

3. 心理护理　给予孕妇心理支持，减轻焦虑情绪。

4. 健康教育　产前运动适应 12 周后，随着妊娠周数的增加运动方式发生改变，运动的目的是使孕妇有一个健康的妊娠期、顺利的产程以及加速产后的恢复。

【护理评价】

1. 孕妇能正确进行产前运动，孕期焦虑及不适减轻。

2. 孕妇能主动配合医务人员形成规律的运动习惯。

【注意事项】

1. 所有的动作必须在物理治疗师指导下进行。

2. 妊娠 3 个月后开始锻炼，循序渐进，持之以恒。

3. 做所有运动时要呼吸顺畅，动作缓慢且量力而行。

4. 避免在湿热的环境中运动，在运动的过程中要注意补充水分。

5. 若有流产、早产现象应停止锻炼，并执行相应的医嘱。

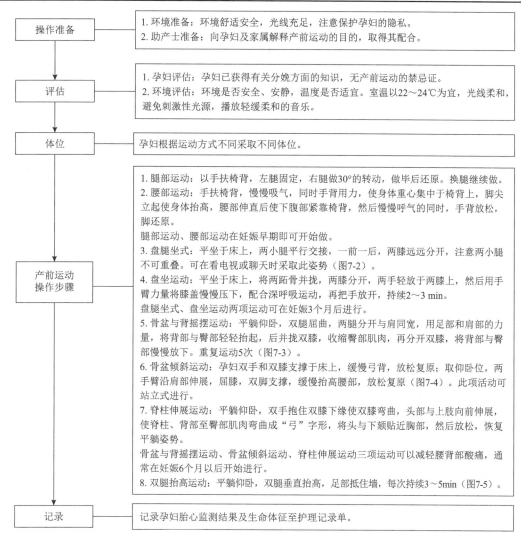

| 操作准备 | 1. 环境准备：环境舒适安全，光线充足，注意保护孕妇的隐私。
2. 助产士准备：向孕妇及家属解释产前运动的目的，取得其配合。 |

| 评估 | 1. 孕妇评估：孕妇已获得有关分娩方面的知识，无产前运动的禁忌证。
2. 环境评估：环境是否安全、安静，温度是否适宜。室温以22～24℃为宜，光线柔和，避免刺激性光源，播放轻缓柔和的音乐。 |

| 体位 | 孕妇根据运动方式不同采取不同体位。 |

| 产前运动
操作步骤 | 1. 腿部运动：以手扶椅背，左腿固定，右腿做30°的转动，做毕后还原。换腿继续做。
2. 腰部运动：手扶椅背，慢慢吸气，同时手背用力，使身体重心集中于椅背上，脚尖立起使身体抬高，腰部伸直后使下腹部紧靠椅背，然后慢慢呼气的同时，手背放松，脚还原。
腿部运动、腰部运动在妊娠早期即可开始做。
3. 盘腿坐式：平坐于床上，两小腿平行交接，一前一后，两膝远远分开，注意两小腿不可重叠。可在看电视或聊天时采取此姿势（图7-2）。
4. 盘坐运动：平坐于床上，将两距骨并拢，两膝分开，两手轻放于两膝上，然后用手臂力量将膝盖慢慢压下，配合深呼吸运动，再把手放开，持续2～3 min。
盘腿坐式、盘坐运动两项运动可在妊娠3个月后进行。
5. 骨盆与背摇摆运动：平躺仰卧，双腿屈曲，两腿分开与肩同宽，用足部和肩部的力量，将背部与臀部轻轻抬起，后并拢双膝，收缩臀部肌肉，再分开双膝，将背部与臀部慢慢放下。重复运动5次（图7-3）。
6. 骨盆倾斜运动：孕妇双手和双膝支撑于床上，缓慢弓背，放松复原；取仰卧位，两手臂沿肩部伸展，屈膝，双脚支撑，缓慢抬高腰部，放松复原（图7-4）。此项活动可站立式进行。
7. 脊柱伸展运动：平躺仰卧，双手抱住双膝下缘使双膝弯曲，头部与上肢向前伸展，使脊柱、背部至臀部肌肉弯曲成"弓"字形，将头与下颌贴近胸部，然后放松，恢复平躺姿势。
骨盆与背摇摆运动、骨盆倾斜运动、脊柱伸展运动三项运动可以减轻腰背部酸痛，通常在妊娠6个月以后开始进行。
8. 双腿抬高运动：平躺仰卧，双腿垂直抬高，足部抵住墙，每次持续3～5min（图7-5）。 |

| 记录 | 记录孕妇胎心监测结果及生命体征至护理记录单。 |

图 7-1　产前运动操作流程

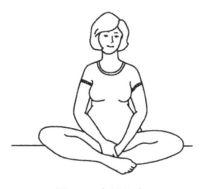

图 7-2　盘腿坐式

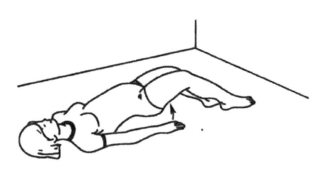

图 7-3　骨盆与背摇摆运动

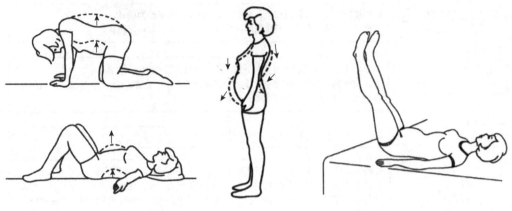

图 7-4　骨盆倾斜运动　　　　　　　　图 7-5　双腿抬高运动

【实训拓展】

患有妊娠期糖尿病的患者在运动前应适当吃一些零食补充能量以稳定血糖水平；同时应注意，不要在温度较高的环境中运动，也不要连续运动很长时间等到疲惫才停下，这样会加重身体的负担。

（王　敏　崔丽君）

第二章　分娩期妇女临床评估技术

学 习 目 标

● **知识目标**

1. 掌握分娩期妇女的日常评估。
2. 熟悉分娩期妇女常用操作技术。
3. 了解分娩期妇女助产相关进展。

● **能力目标**

1. 能根据分娩期妇女的实际情况提供正确、有效的助产措施。
2. 能根据临床情境正确实施肛门指诊技术、阴道检查评估技术、外阴消毒技术、宫缩评估技术、头盆评估技术、阴道分娩铺巾技术、会阴切开缝合术、人工破膜术、胎头吸引术、产钳术、人工剥离胎盘术、产程图的绘制、臀牵引及臀助产术、肩难产助产术、子宫按摩术、缩宫素引产术、导乐、芳香疗法、水中分娩、分娩镇痛仪、会阴阻滞麻醉与局部浸润麻醉、产道损失修补术。

● **素质目标**

1. 能将人文关怀体现在分娩期临床评估技术操作的全过程和助产服务的每一个环节。
2. 能根据不同分娩期妇女的特点和临床情境提供个性化的心理护理。

案 例 导 入

孕妇王女士，29 岁。因停经 39 周来助产士门诊就诊。既往月经规律，（5~7）d/29d，量中等，无血块，无痛经。停经 40 余天尿妊娠试验阳性，停经 50 余天 B 超结果显示宫内早孕。孕早期出现晨起恶心、呕吐，厌油腻，症状轻，持续至孕 3 个月自行缓解。停经 4 个月出现胎动，持续至今。孕 12 周开始规律产检，行唐氏筛查，结果显示低风险，行产前超声筛查，未见明显异常。葡萄糖耐量试验：空腹血糖 4.79mmol/L，餐后 1h 血糖 7.3mmol/L，餐后 2h 血糖 5.38mmol/L。定期产检，结果示胎心、胎位、血糖、血压均正常。近 1 个月出现双下肢水肿，晨起或休息后好转。孕期无头痛、头晕、眼花、皮肤瘙痒等。孕妇既往体健，孕 1 产 0。

体格检查：T 36.6℃，P 90 次/分，R 18 次/分，BP 117/79mmHg，体重 75.5kg。意识清醒，查体合作。腹部隆起如孕周，触诊无压痛及反跳痛，双下肢水肿（+）。

辅助检查：血常规结果显示 WBC 5.41×10^9/L，Hb 128.0g/L，RBC 3.83×10^{12}/L，HCT 42.6%，PLT 136×10^9/L，肝、肾功能及凝血功能正常；尿蛋白（-）。B 超结果显示宫内妊娠 39^{+2} 周，胎儿枕右前位（ROA），单活胎，估重 3400g，羊水深度 100mm，胎盘成熟度Ⅱ级。

诊断：孕 1 产 0，孕 39^{+2} 周，ROA。

实训八　肛门指诊技术

临产后应适时在宫缩时进行肛门指诊，肛门指诊的次数应根据胎产次、宫缩情况和产程的阶段确定，肛门指诊最好在宫缩时进行，以便能了解真实的宫口开大情况。目前临床上大部分医院已取消肛门指诊检查。

情 境 八

产妇在丈夫陪同下到产科门诊进行产前检查，评估宫颈情况。体格检查：T 36.5℃，P 91 次/分，R 20 次/分，BP 125/82mmHg。产妇表情紧张，意识清醒，查体合作。面色红润，皮肤黏膜、巩膜无黄染及出血点。胸廓对称，呼吸自如。触诊腹软，无压痛及反跳痛，未扪及宫缩。脊柱、四肢无畸形，活动自如，双下肢水肿（＋）。

【护理评估】

1. 健康史 既往体健，月经规律，经量正常，无痛经史。孕 1 产 0，孕早期出现晨起恶心、呕吐，厌油腻，症状轻，持续至孕 3 个月自行缓解。无感冒、发热，无药物、毒物及放射线接触史。

2. 身体状况 意识清醒，面色红润，T 36.5℃，P 91 次/分，R 20 次/分，BP 125/82mmHg，双下肢水肿（＋）。产科检查：无阴道流液，自觉胎动，腹壁未扪及宫缩。

3. 心理-社会状况 产妇表情紧张，配合检查，由家属陪伴。产妇对肛门指诊表示害怕。

【主要护理诊断/问题】

1. 焦虑 与担心自身及胎儿安全有关。

2. 体液过多 与妊娠时子宫压迫下腔静脉造成回流受阻有关。

3. 知识缺乏：缺乏分娩相关知识。

【护理目标】

1. 评估产妇的宫颈情况。

2. 初步判断产妇是否可以进行阴道试产。

【护理措施】

1. 评估

（1）产妇的孕产史，本次妊娠的情况，包括孕周、妊娠合并症和并发症、相关检查结果（B 超等）、腹痛和阴道流血情况。

（2）产妇对肛门指诊的认知程度和心理反应。

（3）环境舒适和隐蔽程度。

2. 准备

（1）环境准备：环境舒适安全，光线充足，注意保护患者的隐私。

（2）助产士准备：着装整齐，洗手，剪指甲。

（3）物品准备：备齐用物，将用物放在合适的位置。

（4）产妇准备：排空膀胱。

3. 实施

（1）用物推至产妇旁边，遮挡、查对。

（2）向产妇解释肛门检查的目的，取得理解和同意。

（3）协助产妇取平卧位，臀下垫一次性垫巾，两腿屈曲，暴露会阴和肛门。

（4）用消毒卫生纸遮盖阴道口，避免粪便污染。

（5）右手戴一次性手套，示指蘸液体石蜡，先按摩肛门使之松弛，后深入肠道内检查，拇指伸直，其余各指屈曲。

（6）左手放在产妇的宫底处，扶住宫底，示指向后触及尾骨尖端，向两侧摸清坐骨棘，向前探查宫颈。

（7）抽出示指，擦净肛门周围的液体石蜡，脱去手套。

（8）为产妇穿上裤子，摆好舒适体位，整理床单位。

（9）记录肛门指诊检查结果（图 8-1）。

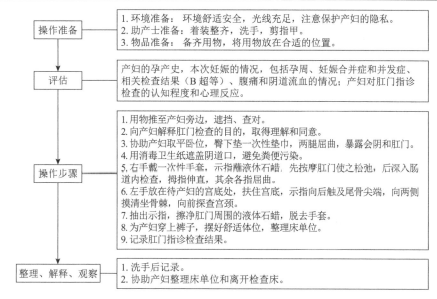

图 8-1　肛门指诊技术操作流程

【护理评价】

1. 产妇配合良好，宫颈成熟度好。

2. 能触及产妇尾骨尖端与坐骨棘，产妇未诉不适。

【注意事项】

1. 在检查过程中，指导产妇放松，配合检查。

2. 检查前手指应涂抹液体石蜡，以减少产妇的不适。

（李奉玲）

实训九　阴道检查评估技术

阴道检查评估技术是指在分娩过程中直接通过阴道来检查胎儿情况和产程进展。适用于宫颈扩张及胎头下降不明；产程进展缓慢，试产 6～8h 无进展；疑有脐带先露或头盆不称者。禁用于前置胎盘或疑前置胎盘者。

情　境　九

该产妇正常妊娠，无妊娠合并症及并发症，初产头位，胎儿体重预测 3400g。宫口开大 7cm，宫缩良好。目前已上产床，准备分娩，请你为该产妇行外阴消毒。

【护理评估】

1. 健康史　既往体健，月经规律，经量正常，无痛经史，孕 39 周，无妊娠合并症和并发症，B 超结果显示宫内妊娠 39^{+2} 周，胎儿枕右前位（ROA），单活胎，估重 3400g，羊水深度 100mm，胎盘成熟度 II 级，无腹痛和阴道流血的情况。

2. 身体状况　意识清醒，面色红润，T 36.5℃，P 91 次/分，R 20 次/分，BP 125/82mmHg。产科检查：宫口开大 7cm，宫缩良好。

3. 心理-社会状况　产妇表情紧张，配合检查，由家属陪伴。产妇担心胎儿与自身安全。

【主要护理诊断/问题】

1. 焦虑 与担心胎儿与自身安全有关。

2. 知识缺乏：缺乏分娩相关知识。

【护理目标】

1. 评估产妇的宫颈情况、胎膜是否破裂、胎先露部及下降位置。

2. 初步判断产妇是否可以进行阴道试产。

【护理措施】

1. 评估

（1）产妇的孕产史，本次妊娠的情况，包括孕周、妊娠合并症和并发症、相关检查结果（B超等）、腹痛和阴道流血的情况。

（2）产妇对阴道检查的认知程度和心理反应。

（3）环境舒适和隐蔽程度。

2. 准备

（1）环境准备：环境舒适安全，光线充足，注意保护患者的隐私。

（2）助产士准备：着装整齐，洗手，剪指甲。

（3）物品准备：备齐用物，将用物放在合适的位置。

（4）产妇准备：排空膀胱。

3. 实施

（1）用物推至产妇旁边，遮挡、查对，向产妇解释检查的目的。

（2）协助产妇取膀胱截石位，暴露会阴。

（3）按外阴消毒的程序消毒外阴。

（4）打开妇科检查包，分别往两个小圆杯里加入聚维酮碘和无菌液体石蜡，戴无菌手套。

（5）铺无菌孔巾，暴露会阴。

（6）右手示指和中指伸入阴道，检查坐骨棘、宫颈、胎先露和羊膜囊等情况。

（7）为产妇穿上裤子，摆好舒适的体位，整理床单位。

（8）记录阴道检查结果（图9-1）。

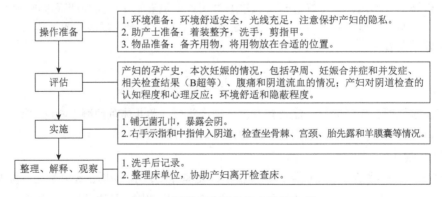

图 9-1 阴道检查评估技术操作流程

【护理评价】

1. 能准确评估产妇宫颈、胎膜情况、胎先露部及下降位置。

2. 产妇配合，能初步判断产妇能否经阴道试产。

【注意事项】

1. 在检查的过程中，指导产妇放松，配合检查。

2. 检查前手指应涂抹液体石蜡，以减少产妇的不适。

3. 注意无菌操作。

【实训拓展】

通过阴道检查可以了解骨产道的情况，包括骨盆的对角径、坐骨棘间径、坐骨切迹的情况。对角径的正常值为 12.5～13cm，坐骨棘间径正常值平均为 10cm，坐骨切迹宽度正常为 3 横指。阴道检查可以了解软产道的情况，包括宫口开大的情况、宫颈成熟度及有无水肿，还可以了解先露部的方位和下降程度。触诊宫口开大情况时，示指先触到胎儿的先露部，然后由中心向外摸清宫颈的边缘，再沿边缘画圈并估计宫颈开大的程度（以 cm 为单位），如已摸不到宫颈边缘表明宫口已开全。触诊时摸清颅缝和囟门的位置可以确定先露部的方位，再以先露部骨质最低点与坐骨棘平面的关系来确定。在坐骨棘平面定位"0"，在坐骨棘平面以上为"－"，在坐骨棘平面以下为"＋"，以 cm 为单位。临床常用 Bishop 宫颈成熟度评分法（表 9-1）来评估宫颈的情况。

表 9-1 Bishop 宫颈成熟度评分法

指标	分数			
	0	1	2	3
宫口开大（cm）	0	1～2	3～4	5～6
宫颈管消退程度（%）（未消退为2cm）	0～30	40～50	60～70	80～100
先露位置（坐骨棘水平=0）	−3	−2	−1～0	+1～+2
宫颈硬度	硬	中	软	
宫口位置	后	中	前	

注：评分≤4 分提示宫颈不成熟，需促宫颈成熟。评分≥7 分提示宫颈成熟。评分越高，宫颈越成熟，引产成功率越高。0～3 分引产不易成功；4～6 分成功率仅为 50%；7～8 分成功率为 80%；评分 >8 分者，引产成功率与阴道分娩自然临产结果相似。

（李奉玲 崔丽君）

实训十 外阴消毒技术

外阴消毒技术是产科最常用的技术之一，产时外阴消毒是产前必要的准备步骤，用于实施接产和人工破膜等操作前。一般初产妇在胎头拨露时开始消毒，经产妇因产程进展快，上产床后开始消毒。

情 境 十

该产妇正常妊娠，无妊娠合并症及并发症，初产头位，胎儿体重预测 3500g。宫口开大 7cm，宫缩良好。目前已上产床，准备分娩，请你为该产妇行外阴消毒。

【护理评估】

1. 健康史 既往体健，月经规律，经量正常，无痛经史。孕 1 产 0，孕早期出现晨起恶心、呕吐，厌油腻，症状轻，持续至孕 3 个月自行缓解。无感冒、发热，无药物、毒物及放射线接触史。

2. 身体状况 意识清醒，面色红润，T 36.6℃，P 90 次/分，R 18 次/分，BP 117/79mmHg，双下肢水肿（＋）。产科检查：无阴道流液，自觉胎动，腹壁未扪及宫缩。

3. 心理-社会状况 产妇表情紧张，配合检查，由家属陪伴。

【主要护理诊断/问题】

1. 焦虑 与担心胎儿及自身安全有关。

2. 知识缺乏: 缺乏分娩相关知识。

【护理目标】

1. 清洁外阴,预防感染。

2. 促进产后会阴伤口愈合。

【护理措施】

1. 评估

(1) 产妇评估:会阴部皮肤情况,有无红肿、破损、裂伤、出血,会阴部水肿或疼痛程度; 了解孕周及产程开始情况,阴道流血、流液情况。

(2) 环境评估:环境是否安静,温度是否适宜,产妇隐私有无得到保护。

2. 准备

(1) 环境准备:环境舒适安全,光线充足,注意保护患者的隐私。

(2) 助产士准备:着装整齐,双手洁净、剪指甲。

(3) 用物准备:检查用物,将用物放在合适的位置。

(4) 向产妇和陪伴者解释操作目的,取得合作。

3. 实施

(1) 协助产妇上产床,取膀胱截石位,垫一次性会阴垫于臀下,暴露外阴。若外阴部有血迹、黏液或肛周有粪便等,先用39~40℃的温开水冲洗清洁,并用干棉球擦净。

(2) 戴手套,用无菌大镊子夹取 10%肥皂水棉球 4 块放入无菌弯盘内,棉球不宜太湿,以不滴水为准。

(3) 夹取棉球擦洗会阴,以旋转动作擦洗外阴各部,擦洗顺序为左右小阴唇→大阴唇→阴阜→左右大腿内上 1/3→会阴→左右臀部。一块棉球擦洗一遍,共 3 遍,第 4 块棉球擦会阴及肛门。弃掉棉球,将镊子及弯盘置于治疗车下。

(4) 更换无菌大镊子,夹取 1 个无菌干棉球置于产妇阴道口,防止冲洗液流入阴道。

(5) 用水温计测量水温,以 39~40℃为宜。

(6) 用温开水冲洗肥皂沫,冲洗顺序为阴阜→大小阴唇→腹股沟、大腿内上 1/3→会阴及肛门周围。

(7) 用干棉球擦干外阴,顺序同肥皂水棉球擦洗顺序,即左右小阴唇→大阴唇→阴阜→左右大腿内上 1/3→会阴→左右臀部。

(8) 取下阴道口棉球,弃掉棉球,将镊子置于治疗车下。

(9) 无菌大镊子夹取聚维酮碘棉球 4 块放入无菌弯盘内,棉球不宜太湿,以不滴水为准。

(10) 夹取聚维酮碘棉球消毒会阴,以旋转动作消毒外阴各部,消毒顺序为左右小阴唇→大阴唇→阴阜→左右大腿内上 1/3→会阴→左右臀部。一块聚维酮碘棉球消毒一遍,共 3 遍,第 4 块聚维酮碘棉球消毒会阴及肛门。消毒后自然干燥。

(11) 铺无菌巾。

4. 整理用物,及时洗手。

5. 记录(图 10-1)。

【护理评价】

1. 清洁外阴,预防感染。

2. 促进产后会阴伤口愈合。

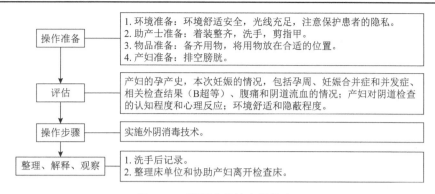

图 10-1 外阴消毒技术操作流程

【注意事项】

1. 消毒顺序为由内向外，由对侧至近侧、自上而下。

2. 操作过程中注意遮挡产妇，给予保暖，注意水温，避免受凉。

3. 进行第二遍外阴消毒时，消毒范围不能超过第一遍范围，操作中注意遵循无菌原则。

【实训拓展】

常规的会阴消毒不仅给产妇带来了很大不适，而且步骤烦琐。目前改进的外阴消毒技术：①采用 1∶20 聚维酮碘温水清洁，聚维酮碘原液消毒的方法进行产时外阴消毒；②单用聚维酮碘消毒会阴 3 遍；③用 0.5%聚维酮碘液棉球擦洗消毒 2 遍；④先用 0.1%聚维酮碘冲洗外阴，再用 0.5%聚维酮碘液棉球擦洗外阴两步消毒；⑤先用温水冲洗会阴，再用聚维酮碘原液消毒；⑥单用醋酸氯己定溶液冲洗消毒。上述技术冲洗消毒操作顺序与常规的会阴消毒顺序一样，文献报道消毒效果无统计学差异，但改进的消毒技术步骤简便、节力、有效，在临床上具有较大的可行性。

（李奉玲 崔丽君）

实训十一 宫缩评估技术

宫缩即子宫收缩力，是产力最主要的部分，通过子宫收缩使子宫下段和宫颈进行性扩张，胎儿下降，最后将胎儿及其附属物自产道排出。正常宫缩是宫体肌不随意、有规律的阵发性收缩并伴有疼痛，故有"阵痛"之称。每次宫缩从弱到强，维持一定时间，一般持续 30s 左右，随后由强渐弱，直至消失进入间歇期，一般历时 5～6min，正常宫缩强度随产程进展逐渐增加。宫缩评估技术适用于产妇宫缩的评估，以判断产程的进展。

情 境 十 一

该产妇专科检查：骨盆外测量各径线正常。B超结果为胎儿估重 3200g，胎方位为 LOA。自诉有规律宫缩 10h。阴道检查结果：宫颈管消退 10%。该产妇是否可以进行阴道试产？如何评估其宫缩情况？

【护理评估】

1. 健康史 既往体健，月经规律，经量正常，无痛经史。孕 1 产 0，孕早期出现晨起恶心、呕吐，厌油腻，症状轻，持续至孕 3 个月自行缓解。无感冒、发热，无药物、毒物及放射线接触史。

2. 身体状况 意识清醒，面色红润，T 36.6℃，P 90 次/分，R 18 次/分，BP 117/79mmHg，双下肢水肿（＋）。产科检查：无阴道流液，自觉胎动，腹壁能扪及宫缩。

3. 心理-社会状况 产妇表情紧张，配合检查，由家属陪伴。

【主要护理诊断/问题】

1. 焦虑 与担心胎儿及自身安全有关。

2. 知识缺乏：缺乏分娩相关知识。

【护理目标】

准确评估宫缩的频率和强度。

【护理措施】

1. 评估

（1）产妇的孕产史，本次妊娠的情况，包括孕周、妊娠合并症和并发症、相关检查结果（B 超等）、腹痛和阴道流血的情况。

（2）产妇对宫缩检查的认知程度和心理反应。

（3）环境舒适和隐蔽程度。

2. 准备

（1）环境准备：环境舒适安全，光线充足，注意保护患者的隐私。

（2）助产士准备：着装整齐，洗手，剪指甲，温暖双手。

（3）物品准备：备齐用物，将用物放在合适的位置。

3. 实施

（1）告知产妇检查宫缩的目的、意义及配合方法。

（2）嘱产妇排空膀胱，仰卧于床上，露出腹部。

（3）检查者将手掌放在产妇的腹壁上感觉宫缩情况，在子宫收缩时，子宫体部隆起变硬，收缩后间歇期子宫松弛变软。

（4）记录子宫收缩的持续时间、间隔时间及收缩强度（图 11-1）。

（5）观察并记录胎心监护结果，监测胎儿宫内情况。详见第一章实训五。

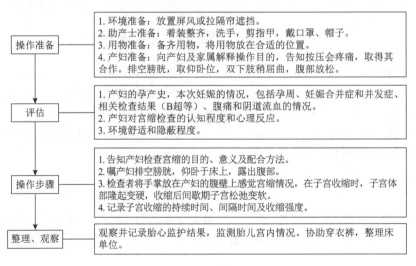

图 11-1 宫缩评估技术操作流程

【护理评价】

能准确评估宫缩的频率和强度。

【注意事项】

触诊法评估宫缩情况，检查者必须亲自操作，不能凭产妇的主诉，并且每次至少观察 10min

以上，产妇有规律宫缩时至少要再观察 2～3 次宫缩再评价记录。使用胎心监护仪时容易受产妇体位改变、咳嗽和呼吸的影响，对于胎心监护的宫缩结果，要结合触诊法进行判断。过于肥胖或腹部过度松弛的产妇不适宜用胎心监护仪监测宫缩的情况。

【实训拓展】

正常的宫缩具有自主节律性、对称性、极性和缩复作用的特征。子宫收缩异常分为高张性和低张性。宫缩乏力的界限：①在分娩的过程中不断发生变化，如在产程中周期 > 5min，可诊断为宫缩乏力；②宫缩程度，分娩开始时宫缩压为 4.0kPa（30mmHg），第二产程为 6.67kPa（50mmHg），如宫缩压在 3.33kPa（25mmHg）以下，并且反复多次，可诊断为宫缩乏力；③不协调的子宫收缩，呈多起点子宫收缩，收缩力相互干扰，力量微弱，波形不一，有时出现二重、三重不规则峰值，可诊断为宫缩乏力。宫缩过强在使用产程图时可见子宫收缩曲线上，子宫收缩间隔时间和持续时间两线交叉过早或过晚或永不交叉。

（李奉玲　崔丽君）

实训十二　头盆评估技术

"头位分娩评分法"是采用一种将分娩三大因素分别评分以综合判断分娩难易度的方法，包括头位分娩评分和头盆评分两个部分。头盆评分包括骨盆和胎儿体重；头位分娩评分包括骨盆大小、胎儿大小、胎头位置及产力。评分结果提示难产倾向不高者，应争取由阴道分娩；评分结果提示难产倾向高者，经短期试产，若进展不顺利，宜及早行剖宫产术结束分娩以免给母儿带来危害。

情 境 十 二

该孕妇现已孕 40^{+2} 周，孕期检查 10 次，无异常发现，先兆临产入院。现请为产妇进行头盆评分。

【护理评估】

1. 健康史　评估产妇有无高血压、心脏病等合并症和并发症，评估有无头盆评分禁忌证。

2. 身心状况　评估产妇精神状态、产程进展情况、宫缩情况、胎心音情况，评估胎方位是否正常。

3. 心理-社会状况　评估产妇是否了解头盆评分相关知识，评估产妇沟通、理解和合作能力。

【主要护理诊断/问题】

焦虑　与分娩结局不确定有关。

【护理目标】

产妇情绪稳定，积极配合头盆评估技术相关检查。

【护理措施】

1. 提供舒适、安静的环境，温度适宜（24～26℃），光线柔和，拉好隔帘，保护隐私。

2. 协助产妇取平卧位，臀部放置一次性垫巾，松解裤带。

3. 测量宫高和腹围，评估胎儿体重。详见第一章实训一。

4. 测量骨盆外径线，间接判断骨盆大小及形状。详见第一章实训三。

5. 采用头盆评分法评分（表 12-1）。

6. 协助产妇穿好衣服，注意保暖。

7. 用物整理，洗手，记录（图 12-1）。

表 12-1 头盆评分标准

头盆关系	骨盆大小	评分	胎儿体重（g）	评分	头盆评分
头盆相称	大于正常	6	3500±250	2	8
	正常	5	3000±250	3	8
	临界狭窄	4	2500±250	4	8
临界头盆不称	正常	5	3500±250	2	7
	临界狭窄	4	3000±250	3	7
	轻度狭窄	3	2500±250	4	7
轻度头盆不称	正常	5	4000±250	1	6
	临界狭窄	4	3500±250	2	6
	轻度狭窄	3	3000±250	3	6
中度头盆不称	临界狭窄	4	4000±250	1	5
	轻度狭窄	3	3500±250	2	5
	中度狭窄	2	3000±250	3	5
重度头盆不称	轻度狭窄	3	4000±250	1	4
	中度狭窄	2	3500±250	2	4
	重度狭窄	1	3000±250	3	4

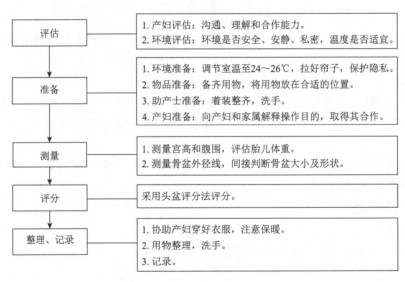

图 12-1 头盆评估技术操作流程

【护理评价】

1. 产妇情绪稳定。

2. 产妇积极配合，测量顺利。

【注意事项】

头盆评分累计总分以 10 分为分界线，评分 > 10 分者有利于阴道分娩，< 10 分者不利于阴道分娩。

一般头位评分可进行 3 次：第 1 次，于妊娠 38 周以后至临产前，此时只有骨盆和胎儿两项指标，称头盆评分；第 2 次在产程的活跃期进行；第 3 次为产程发生延缓或停滞，经处理产程有进展后再作评分。

【实训拓展】

头盆评分是指初产妇妊娠 38 周至临产所做的骨盆和胎儿大小的评分，用来估计头盆的关系：①头盆相称：头盆评分为 8 分；②临界头盆不称：头盆评分均为 7 分；③轻度头盆不称：头盆评分均为 6 分；④中度头盆不称：头盆评分 5 分；⑤重度头盆不称：头盆评分 < 5 分。临床应用时把临界头盆不称及轻度头盆不称（头盆评分为 6~7 分者）归为轻微头盆不称，中度头盆不称与重度头盆不称（头盆评分为 4~5 分者）归为严重头盆不称，头盆评分≤4 分者为绝对头盆不称。头盆评分越高，阴道分娩率越高，两者呈正相关。

在产程中，如活跃期和产程发生延缓或停滞时，采用凌萝达头位分娩评分标准（表 12-2）。

表 12-2　凌萝达头位分娩评分标准

骨盆大小	评分	胎儿体重（g）	评分	胎头位置	评分	产力	评分
大于正常	6	2500±250	4	枕前位	3	强	3
正常	5	3000±250	3	枕横位	2	中（正常）	2
临界狭窄	4	3500±250	2	枕后位	1	弱	1
轻度狭窄	3	4000±250	1	高直前位	0		
中度狭窄	2			面位	0		
重度狭窄	1						

产程进入活跃期，通过阴道检查可以确定胎方位，结合此时的产力情况，进行头位分娩 4 项评分（骨盆大小、胎儿体重、胎头位置、产力强弱）：总分 < 10 分以剖宫产结束分娩为宜，10 分可在严密观察下短期试产，> 10 分可大胆试产，12 分以上除个别情况外不会采用剖宫产。因此头位分娩 4 项评分总分 10 分是处理头位难产的界限值。在应用头位评分法时应重视可变因素与不可变因素的分析。头位分娩评分法 4 项指标中，骨盆大小是胎儿体重是无法改变的，为不可变因素，只有产力和胎头位置通过积极处理可以改变，是可变因素，可促使分娩向顺产方向转化。假如一个产妇头位分娩评分为 10 分，其中骨盆 4 分（临界狭窄），胎儿体重 1 分（巨大儿），胎头位置 3 分（枕前位），产力 2 分（正常），由于导致评分下降的原因是 2 个不可变因素，因此应当考虑剖宫产；同样一个产妇头位分娩评分为 10 分，其中骨盆大小 5 分（正常），胎儿体重 3 分（3000g），胎头位置 1 分（枕后位），产力 1 分（弱），导致该产妇评分下降的原因是 2 个可变因素，因此通过改善产力及胎方位，提高总分数，那么阴道分娩的机会会显著增加。

（张秀华　崔丽君）

实训十三　阴道分娩铺巾技术

阴道分娩的铺巾是指胎儿娩出前，为产妇及接产台铺上无菌手术巾，使产妇下半身与接产台形成一片无菌区域，以保证阴道分娩安全顺利进行。

情 境 十 三

该产妇现已孕 39^{+2} 周，LOA。临产 8h，现宫口开全，助产士正指导其用力，胎头已着冠。问是否应该为其准备阴道分娩铺巾，如何铺巾？

【护理评估】

1. 健康史 了解第一产程的经过与处理、有无妊娠合并症或并发症。

2. 身体状况 评估孕妇生命体征、宫缩情况、胎心音情况，胎头拨露情况。

3. 心理-社会状况 评估孕妇心理状态，了解其沟通、理解及合作程度。

【主要护理诊断/问题】

1. 焦虑 与分娩结局不确定有关。

2. 知识缺乏：缺乏无菌观念相关知识。

【护理目标】

1. 产妇情绪稳定，积极正确配合铺巾。

2. 未发生污染无菌区域。

【护理措施】

1. 产房温度适宜（25～28℃），光线充足，注意保护患者的隐私。符合感染控制要求，备齐新生儿抢救设施。

2. 备齐用物，按无菌操作技术打开灭菌器械接产包置于接产车上，将一次性无菌接产包、吸痰器、注射器、9号细长穿刺针、无菌棉球等按无菌操作技术开启并置于接产包内。行外阴消毒，告知产妇助产士即将上台为其接生。

3. 实施

（1）助产士着装整齐，戴口罩帽子，行外科刷手，穿手术衣，戴无菌手套。

（2）按顺序铺巾：铺无菌臀巾，双手抓脚套协助产妇穿脚套（先穿对侧，然后穿近侧），铺无菌洞巾。

（3）摆放物品：将接产车上物品摆放整齐，无菌产妇垫、棉布、计血量盆叠放整齐置于左上角；一小弯盘置于左下角；大方盘置于中间上方；器械篮置于中间下方；20块小纱块及尾纱置于右上角；一小弯盘盛有无菌棉球置于右下角。

（4）将器械篮内器械按使用先后从左往右排列，分别放置弯止血钳、侧切剪、吸耳球、直止血钳（两把）、直剪、套上气门芯的止血钳、巾钳、持针器、无齿镊、有齿镊。

（5）将注射器抽吸好麻醉药接9号细长穿刺针置于器械篮与大方盘中间。

（6）连接吸痰器并让台下护士调节吸痰器压力。

（7）与台下巡回护士清点器械、纱布等物品。

（8）铺巾准备完毕，助产士双手置于胸前，等待接生（图13-1）。

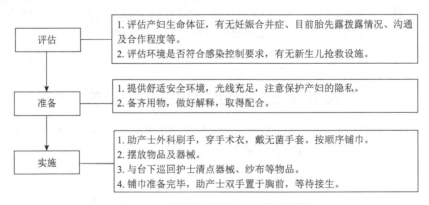

图13-1 阴道分娩铺巾技术操作流程

【护理评价】

1. 产妇积极配合铺巾。

2. 分娩环境清洁无菌。

【注意事项】

1. 开启的接产包有效期为 4h。

2. 接产开启后，注意四边包布下垂至少 10cm。

3. 严格无菌操作。

4. 充分暴露接产的视野。

【实训拓展】

铺巾时机把握：助产士在铺巾前要充分评估产妇经阴道分娩的可能性及是否即将分娩，一般初产妇在胎头着冠并在外阴可见 3～4cm 大时，经产妇在宫口开全时可为其铺巾，准备接产。

（张秀华　崔丽君）

实训十四　正常接产技术

阴道分娩的铺巾是指胎儿娩出前，为产妇及接产台铺上无菌手术巾，使产妇下半身与接产台形成一片无菌区域，以保证阴道分娩安全顺利进行。

情　境　十　四

该产妇现已规律宫缩 8h，血压 105/70 mmHg，骨盆大小正常，预测胎儿体重 2700g，LOA，胎心好，阴道检查：宫口开全，持续 1h，胎头已拨露约 3cm。

【护理评估】

1. 健康史 评估产妇年龄、身高、体重、孕周、孕产次，有无高血压、心脏病等合并症及并发症，评估本次妊娠经过及既往妊娠史。

2. 身心状况 回顾了解第一产程的经过和处理情况，产程进展情况、宫缩情况、胎心音及羊水情况，评估胎方位及胎头拨露情况。

3. 心理-社会状况 评估产妇心理状态，是否有焦虑、急躁、恐惧情绪，对正常分娩有无信心。

【主要护理诊断/问题】

1. 焦虑 与担心自己和胎儿安全有关。

2. 疼痛 与逐渐增强的宫缩有关。

3. 有受伤的危险 与接产技术熟练度有关。

【护理目标】

1. 产妇情绪稳定，积极配合接产过程。

2. 接产过程顺利，母婴平安。

【护理措施】

1. 一般护理 陪伴产妇，及时提供产程进展信息，增强产妇分娩信心，鼓励进食等。

2. 专科护理 指导产妇屏气用力，密切观察产程进展及胎心变化，做好接产准备。正确保护会阴，按分娩机制接产。

操作程序：

（1）接产前准备

1）环境：调节并保持产房温度在 25～28℃，关闭门窗，确保分娩室内无空气流动。

2）物品：产包、带有秒针的时钟。

3）复苏区域：新生儿辐射台提前预热，调节温度至 32～34℃；检查复苏气囊、面罩、吸引及吸氧装置，保证其处于功能状态。气囊和面罩应放在距分娩床 2m 之内。复苏区域和复苏气囊等设备与产床 1：1 配备，多胎分娩按多胎数目准备复苏区和复苏人员。

4）人员

①助产人员：保证每例分娩均由熟练的助产人员完成。

②产妇：鼓励产妇选择自己感觉舒适的体位分娩，如侧卧位、俯卧位、半坐卧位或站位、蹲位、坐位等，鼓励家属陪伴分娩。

5）上产床时间：鼓励使用产待一体的产房或产床，不建议在分娩前挪动产妇，不主张让产妇过早上产床，建议胎头拨露时上产床比较安全。

6）清洁会阴部：用消毒棉球蘸温水清洗外阴部，顺序是小阴唇、大阴唇、阴阜、大腿内上 1/3 部、会阴及肛门周围。

7）消毒会阴部：用消毒棉球蘸聚维酮碘溶液消毒会阴部，顺序与清洁会阴部顺序相同。

8）铺无菌巾：世界卫生组织（WHO）建议正常分娩只需要清洁，不必常规进行消毒和铺无菌巾，否则会破坏正常菌群，且铺无菌巾会影响母婴裸露肌肤接触。

（2）接产

1）铺产台：打开产包，穿手术衣，戴手套，按照使用的先后顺序从左往右摆放器械。

2）胎儿娩出：胎头双顶径娩出后，额、鼻、口、颏顺次娩出。不要急于娩肩，等待胎头复位和外旋转，在下次宫缩时，协助娩出前肩或后肩，顺势娩出胎儿，由助手注射缩宫素。

3）皮肤接触：立即将新生儿置于母亲腹部干毛巾上，5s 内开始擦干，顺序为眼、面、头、躯干、四肢，再侧卧位擦干背部，30s 内完成。移去湿毛巾，新生儿俯卧位，头偏向一侧，盖上干毛巾，戴上小帽，行母婴肌肤接触。

4）断脐：更换手套，待脐动脉搏动消失后（出生后 1～3min），在距脐带根部 2～5cm 的位置一次断脐并结扎，注意无菌操作。

5）胎盘娩出：观察胎盘剥离征象，协助胎盘娩出。

6）检查：包括胎盘、胎膜、脐带及软产道。

①检查胎盘：①完整性：从胎儿面看血管，判断有无副胎盘；从母体面看各胎盘小叶，是否缺少、毛糙，有无梗死、钙化。②大小：测量胎盘长度、宽度、厚度。

②检查胎膜：①完整性：是否能完整覆盖胎盘。②破口：距离胎盘边缘的距离。③性状：有无黄染、增厚。

③检查脐带：①状态：有无扭转、血管断裂等。②测量脐带长度：以厘米（cm）为单位记录。③血管数量：两条脐动脉，一条脐静脉。

④检查软产道：查看阴道及会阴部有无裂伤，判断裂伤程度，查看宫颈有无裂伤。

7）处理：若有产道裂伤，按解剖层次恢复。

（3）接产后处理

1）用物按医院感染控制要求进行分类处理。

2）洗手，记录。

3）指导产妇完成第一次母乳喂养，做好健康教育（图 14-1）。

【护理评价】

1. 产妇情绪稳定，积极配合。

2. 母婴平安。

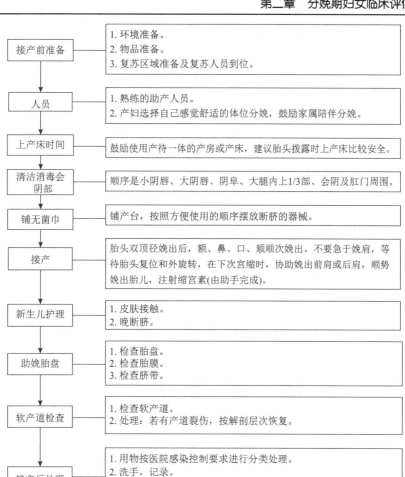

图 14-1　正常接产技术操作流程

【注意事项】

1. 根据母胎情况，正确评估是否行会阴切开术。

2. 实施适度保护会阴措施，防止会阴严重撕裂伤。

3. 延迟断脐，注意新生儿保暖。

【实训拓展】

1. 在第二产程中，推荐根据产妇的意愿，鼓励产妇采用自觉舒适的自由体位，首推直立体位。常用的直立体位包括坐位（产妇坐在床上或坐在倾斜度大于45°的床上）、蹲位（独立蹲下或者使用蹲杆或产垫）、半卧位（身体轴45°倾斜或更大斜度倾斜）、膝位（直立、靠在床头或者由其他人搀扶着），卧位包括截石位、侧卧位（左侧或右侧）、Trendelenburg位（头低足高位）、膝-肘位（四肢着地位，躯干轴线保持在水平方向）。

2. 采取自由体位分娩时，医护人员应该密切关注胎儿的安危情况，如果某些体位影响了医护人员对胎儿宫内情况的监测，则应该告知产妇，并换用另一种体位分娩。

（张秀华　魏　娜）

实训十五　会阴切开缝合术

学习目标

● **知识目标**

1. 熟练掌握会阴切开的适应证及会阴切开的方式。
2. 熟悉掌握会阴切开的并发症及预防裂伤的方法。
3. 熟悉会阴切开缝合的具体操作。
4. 了解盆底、会阴的解剖组织结构。
5. 能对正常分娩的产妇进行会阴条件评估，在知情同意的基础上选择合适的切开方式并进行缝合。

● **能力目标**

1. 能根据产妇的实际情况提供正确、有效的护理措施。
2. 能根据临床情境正确实施会阴切开术。

● **素质目标**

1. 能将人文关怀体现在会阴切开术操作的全过程和护理服务的每一个环节。
2. 能根据不同产妇的特点和临床情境提供个性化的心理护理。

　　会阴切开术是一种在第二产程后期切开会阴以扩大产道的手术方法，包括会阴正中切开和会阴侧斜切开两种方式。胎儿及胎盘娩出后按解剖层次逐层缝合阴道黏膜及黏膜下组织、会阴肌层及皮下组织和皮肤即为会阴切开缝合术。

情　境　十　五

　　该孕妇胎儿双顶径 98mm，胎儿估重（3760±500）g，头盆评分 7 分，胎心音正常。11h 前临产，第一产程进展顺利，75min 前宫口开大 10cm，宫缩间隔 1~2min，持续 50s，现胎头拨露，胎头可触及 3cm×3cm 的产瘤，助产士备齐物品，准备助产。该产妇是否需要进行会阴侧切缝合术？作为助产士，应该从哪些方面去评估？

【护理评估】

1. 健康史　评估产妇有无高血压、心脏病等合并症，辅助检查结果。

2. 身心状况　评估产妇生命体征，评估子宫收缩和胎心、胎儿大小、胎方位，评估会阴及骨盆底情况，了解有无会阴切开禁忌证。

3. 心理-社会状况　评估产妇是否了解会阴切开及缝合相关知识，评估产妇沟通、理解和合作程度。

【主要护理诊断/问题】

1. 焦虑　与担心会阴切开影响产后生活有关。

2. 疼痛　与会阴切口有关。

3. 潜在并发症：感染。

【护理目标】

1. 产妇情绪稳定，积极正确配合。

2. 顺利分娩，无并发症发生。

【护理措施】

1. 分娩室清洁、安静，室温 25~28℃，湿度保持在 50%~60%，必要时放置屏风。

2. 操作前向产妇解释会阴切开的目的、方式，取得配合并签会阴切开缝合同意书。

3. 实施

（1）会阴侧斜切开：左右均可，临床以左侧切开多见。阴部神经阻滞及局部浸润麻醉生效后，术者于宫缩开始前将一示、中指伸入阴道内，置于胎头与会阴体之间，撑起阴道后壁并推开胎头，避免损伤胎儿，另一手持会阴切开剪，一叶置于阴道内，一叶置于阴道外，与皮肤垂直。于胎头拨露后、着冠前、会阴高度扩张变薄时，且于宫缩开始时自会阴后联合中线向左侧向后45°切开会阴，如会阴高度膨隆时，切开角度应增大为60°，切口长度为3～5cm。长度可根据产妇会阴弹性、胎儿大小、耻骨弓角度等情况调整。切开后，用干纱布压迫切口止血，如有局部小血管断裂而出血不止者，应用2-0可吸收线结扎小动脉。操作要点：切开不宜过早，剪刀与皮肤垂直，侧切角度应根据会阴扩张程度而定。

（2）会阴正中切开术：局部浸润麻醉后，于胎头拨露后、着冠前、会阴高度扩张变薄时，且于宫缩开始时沿会阴后联合正中垂直剪开2cm。此法优点为剪开组织少，出血不多，术后组织肿胀及疼痛轻微，切合愈合快；缺点为切口有自然延长撕裂至肛门括约肌的危险，而容易损伤会阴后联合双侧肌腱。

（3）娩胎：一手适度保护会阴，另一手辅助胎儿头俯屈，便于胎头以最小径线娩出，胎儿和胎盘娩出后，检查胎盘胎膜是否完整，胎盘不完整者行徒手胎盘剥离术。应常规检查切口有无延伸裂伤和直肠损伤，有损伤者应按照解剖位置进行逐层缝合。

（4）缝合

1）检查软产道，评估组织损伤程度，充分暴露伤口。

2）无菌棉球彻底消毒会阴后，阴道塞入干尾纱，并用止血钳固定尾巴夹在孔巾上。

3）用生理盐水冲洗伤口。

4）缝合阴道黏膜：用2-0可吸收线在切口顶端上方0.5cm处缝合第一针以结扎回缩血管，防止阴道壁血肿形成。以约1.0cm的针距连续或间断缝合阴道黏膜及黏膜下组织至处女膜缘打结。注意对合创缘，不留死腔，不过底，止血彻底，不留活结。

5）缝合肌层及皮下组织：用2-0可吸收线开始间断缝合或连续缝合会阴肌层及皮下组织。根据切口长度一般缝3～4针，距皮肤切缘约0.5cm进出针，注意不留死腔，针距约1.0cm，对称缝合，恢复解剖关系。

6）缝合皮肤：用3-0或4-0可吸收线自距离切口顶端约1.0cm处进针打结，再由此点进针，于切口顶点出针，然后从切口顶端左侧皮缘进针至距离顶点0.2～0.3cm处出针，绷紧对齐切口两侧皮肤，从切口右侧同位置的边缘进针到距离顶点0.5～0.6cm处出针，再以同等针距沿切口左侧进出针，与右侧对称，即"U"形缝合，使顶点两侧皮缘对合严密。缝合至切口的1/3处时，针距约0.5cm，沿两侧切口皮缘连续皮内缝合至处女膜外环处打结。注意皮肤对合完好，针线勿穿透表皮，切口起始处针距窄，切口中部、后部针距宜疏，以利于伤口愈合。

7）缝合后处理：取出阴道内尾纱，以示、中指进阴道托举宫颈，尽量复原子宫位置。再次检查伤口对合情况，有无渗血及血肿，常规肛诊，检查有无肠线穿透直肠黏膜。清点助产器械，注射器针头、穿刺针、缝针对数无误后放入锐器盒，整理用物，协助产妇取舒适的体位。

（5）术后护理

1）术后观察至产后2h，检查无异常，送回病房休息。

2）擦洗会阴，每日两次，同时观察伤口是否有水肿、阴道壁血肿、硬结及感染征象并评估疼痛情况。鼓励产妇健侧卧位，减少恶露对伤口的污染。

3）外阴伤口水肿者，以95%乙醇湿敷或50%硫酸镁湿敷，每日两次，或局部理疗；阴道壁血肿者根据大小采取不同的处理方法；有感染征象者，予以清创缝合，应用抗生素。

4）指导产妇进行会阴伤口的护理（图 15-1）。

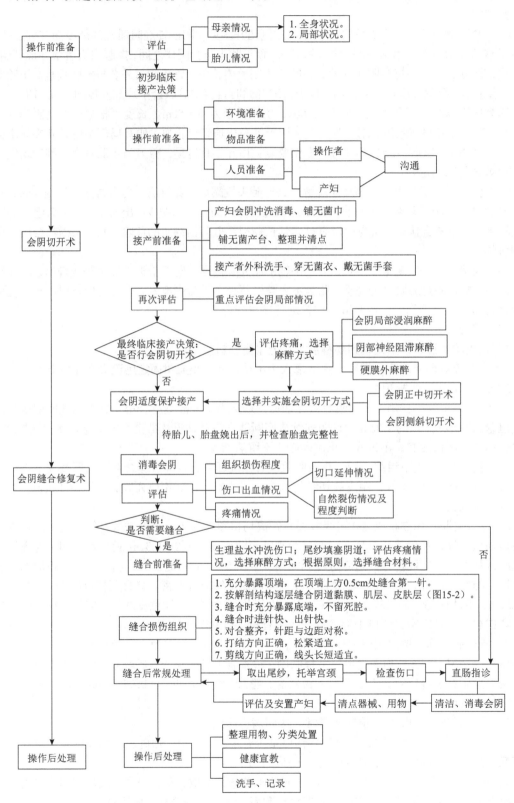

图 15-1　会阴切开缝合术操作流程

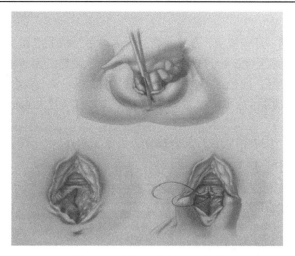

图 15-2　会阴正中切开及缝合

【护理评价】

1. 产妇情绪稳定，积极配合会阴切开缝合。

2. 产妇顺利分娩，无严重会阴撕裂伤发生。

【注意事项】

1. 接产前仔细检查，排除软产道异常，如会阴阴道瘢痕、阴道纵隔、静脉曲张等。

2. 做好产前宣教工作，教会产妇运用腹压及深呼吸运动，配合接产者保护会阴。

3. 熟悉分娩机制，重视第二产程对会阴的保护。

4. 严格掌握缩宫素应用指征。

【实训拓展】

1. 助产士在进行会阴切开及裂伤缝合修复时应遵守对应的原则，在充分评估的基础上做出临床决定，按规范进行操作。

2. 切开时机：胎头拨露后、着冠前、会阴高度扩张变薄时，于宫缩开始会阴部张力增加时切开，以切开后 1～2 次宫缩即能娩出胎儿为宜。

3. 遵循缝合修复原则：止血；逐层缝合，恢复损伤组织解剖关系；充分暴露，直视下操作；尽量缩短缝合时间、减少进出针次数及缝线在组织中的留存。

4. 遵循缝合材料选择原则：缝合材料对身体不构成伤害，包括过敏、感染和异物留存体内；材料提供的张力与组织对合修复所需的张力一致；材料提供的支撑时间与组织愈合的时间一致。

（张秀华　崔丽君）

实训十六　人工破膜术

人工破膜即人为方式干预撕破宫口处羊膜，以便观察羊水颜色、加强宫缩、加速产程进展，是自然分娩过程中较为常见的一种引产方式。

情 境 十 六

该孕妇现已孕 39^{+5} 周，于昨日出现不规律宫缩入院，今日宫缩持续 30～40s，间隔 3～4min，强度中，胎心 140 次/分，2h 前宫口开大 4cm，胎头 S：-1，胎方位 ROA，现宫口扩张，胎先露下降无进展，胎膜未破。

【护理评估】

1. 健康史 既往体健,月经规律,经量正常,无痛经史。孕 1 产 0,孕早期出现晨起恶心、呕吐,厌油腻,症状轻,持续至孕 3 个月自行缓解。无感冒、发热,无药物、毒物及放射线接触史。

2. 身体状况 意识清醒,面色红润,T 36.5℃,P 91 次/分,R 20 次/分,BP 125/78mmHg。产科检查:无阴道流液,自觉胎动,胎心正常,无头盆不称,宫口开大 4cm,胎头 S:−1,产程进展延缓。

3. 心理-社会状况 产妇表情紧张,配合检查,由家属陪伴。

【主要护理诊断/问题】

1. 焦虑 与缺乏分娩相关知识有关。

2. 疲乏 与阵发性宫缩致产妇睡眠不足有关。

【护理目标】

1. 产妇情绪稳定,积极配合产前检查及治疗。

2. 孕期知晓自我监测的内容。

3. 产程进展正常。

【护理措施】

1. 评估胎儿宫内情况 电子胎儿监护仪监测胎儿宫内情况。

2. 休息 注意休息,保证睡眠,必要时给予镇静剂,以左侧卧位为宜。

3. 心理护理 做好产妇及家属的心理疏导,避免发生紧张焦虑等不良情绪。

4. 饮食指导 指导产妇合理饮食,摄入足够的水分和热量。

5. 大小便指导 尽量自行排空大小便,必要时导尿或者给予缓泻剂。

6. 人工破膜

(1)评估

1)产妇评估:产妇精神状态及有无并发症;阴道检查,了解软产道及骨产道有无异常,宫颈软硬度及扩张情况,然后将两指伸入宫颈内,了解有无脐带、血管、胎盘,先露是否紧贴宫颈,先露是否固定。

2)环境评估:环境是否安全、安静,温度是否适宜,保护隐私。

(2)准备

1)助产士准备:着装整齐,洗手,剪指甲,戴口罩、帽子。

2)物品准备:听诊器或胎心监护仪、无菌窥阴器、无菌手套、无菌长弯血管钳。备齐用物,将用物放在合适的位置。

3)产妇准备:向产妇及其家属解释操作目的,取得其合作,排空膀胱,上产床,持续胎心监护,协助产妇取膀胱截石位。

(3)实施

1)协助产妇取膀胱截石位,常规消毒外阴,铺巾,戴无菌手套。

2)使用无菌窥阴器打开阴道检查阴道黏膜、宫颈清洁情况,消毒阴道。

3)右手持无菌长弯血管钳,在阴道内左手示指、中指的指引下进入宫口触到前羊膜囊,并在宫缩间歇期钳破胎膜。无明显羊膜囊时,为避免伤及胎儿头皮,可在窥阴器直视下钳破胎膜。

4)阴道内左手两手指应堵住破口处,控制羊水缓慢流出,以免宫腔骤然缩小,引起胎盘早剥和脐带脱垂。若羊水不多,可上推胎儿或用手指扩张破口,以便羊水流出。

5)整理记录

①撤去臀下垫巾,垫产妇垫,摆体位,盖被保暖。

②告知产妇注意事项，破膜后最好卧床休息，等待宫缩。

③用物整理，洗手。

④记录破膜时间、羊水性质、羊水量、胎心及宫缩情况（图 16-1）。

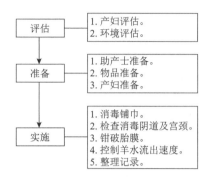

图 16-1　人工破膜术操作流程

【护理评价】

1. 产妇情绪稳定，了解分娩的相关知识，能很好配合分娩。

2. 产程进展正常。

3. 疲乏减轻，产力正常。

【注意事项】

1. 注意消毒外阴，防感染。

2. 为防止羊水栓塞，破膜操作应在两次宫缩间隙进行。

3. 一般破膜后 2～6h 可出现宫缩，如破膜达 12h 仍未临产，应减少阴道检查次数，可使用缩宫素引产，尽可能在 24h 内结束分娩。

4. 破膜前后均要听胎心音，最好持续进行胎心监护。

5. 正常羊水呈清白色液体，若羊水呈黄色或黄绿色或稠厚糊状深绿色均示有胎粪污染，疑胎儿窘迫。

【实训拓展】

正常情况下，胎膜破裂一般发生在宫口开全时，破膜后有利于胎头下降，直接降至子宫下段压迫宫颈，引起子宫反射性收缩，加速产程。但人工破膜能增加宫内感染的风险，因此，无指征的人工破膜往往弊大于利。人工破膜的指征主要包括：

1. 过期妊娠者，可使用缩宫素催产并于宫口开大 2cm 时行破膜术。

2. 产程进展缓慢，但无明显头盆不称、横位或臀位等异常胎位可行破膜术加速产程。

3. 疑胎儿窘迫时，为了解胎儿宫内情况，可人工破膜观察羊水情况。

4. 宫口开全仍未破膜者。

（李春艳　崔丽君）

实训十七　胎头吸引术

胎头吸引术是一种采用特制的喇叭样或扁圆帽状空心装置置于胎头顶部，抽吸负压后，吸附于胎头上，通过牵引借以协助娩出胎头的助产方式。

情 境 十 七

王女士，28 岁，孕 1 产 0，妊娠 39^{+5} 周，LOA，单活胎，枕先露，无妊娠合并症、并发症。

宫口开全后发现胎心增快至 160~180 次/分，可恢复，反复多次。产妇因过于紧张前期用力过多而全身疲乏。查体：宫缩好，间隔 1min，持续 30~40s，胎膜已破，胎头 S：+3，骨盆测量正常。该产妇能否接受胎头吸引术？作为助产士，应该从哪些方面去评估及如何操作？

【护理评估】

1. 健康史 既往体健，月经规律，经量正常，无痛经史。孕 1 产 0，孕早期出现晨起恶心、呕吐，厌油腻，症状轻，持续至孕 3 个月自行缓解。无感冒、发热，无药物、毒物及放射线接触史。

2. 身体状况 意识清醒，疲乏无力，T 36.5℃，P 91 次/分，R 20 次/分，BP 125/70mmHg。产科检查：宫口开全 2h，胎膜已破，胎方位 LOA，持续胎心监测胎心率增快至 160~180 次/分，宫缩强度中，间隔 1min，持续 30~40s，胎膜已破，胎头 S：+3，骨盆条件可。

3. 心理-社会状况 产妇表情紧张，配合检查。

【主要护理诊断/问题】

1. 疼痛 与宫缩逐渐增强及胎头压迫会阴有关。

2. 有受伤的危险 与会阴保护胎头牵引不当和会阴侧切有关。

3. 活动无耐力 与产妇过度紧张、前期用力过多引起的乏力有关。

4. 有大出血的危险 与子宫收缩乏力、软产道损伤、胎盘滞留等因素相关。

5. 焦虑、恐惧 与担心母儿安全，不知何时分娩有关。

【护理目标】

1. 产妇情绪稳定，能很好地配合医务人员。

2. 无软产道撕裂伤，会阴侧切口无延伸。

3. 无产后大出血，生命体征平稳。

4. 在麻醉的作用下产妇能忍受和对待宫缩及分娩痛。

5. 新生儿无产伤，Apgar 评分正常。

【护理措施】

1. 助产士陪伴在旁，提供产妇产程进展信息，给予安慰、支持和鼓励，协助饮水、擦汗等生活护理。

2. 指导产妇屏气用力，密切观察胎心音的变化，做好会阴保护。

3. 严格无菌操作下协助胎吸助产。

（1）评估

1）胎儿评估：胎儿是否有宫内窘迫，程度如何，胎位及胎先露部是否正常。

2）产妇评估：产妇骨盆是否适合顺产、宫缩强度如何、膀胱充盈情况。

（2）准备

1）助产士准备：戴好口罩、帽子，洗手消毒，穿手术衣，戴无菌手套。

2）物品准备：胎头吸引器（包括吸头器、牵引柄、橡皮导管及抽吸器）、50ml 注射器、利多卡因、外阴切开剪、新生儿复苏台、气管插管等复苏器材和药品。备齐用物，将用物放在合适的位置，并检查功能是否良好 。

3）产妇准备：向产妇及其家属解释目前状况及操作目的，给予心理支持，建立静脉通路，取得其合作。

（3）实施

1）取膀胱截石位，常规消毒铺巾。

2）导尿排空膀胱。

3）阴道检查：了解会阴、阴道有无异常，骨盆大小、形态，有无头盆不称，宫口是否开全，有无脐带脱垂,胎膜是否破裂,胎头下降位置、胎方位。

4)双侧会阴神经阻滞麻醉下行会阴侧切。

5)放置吸头器:将吸头器头端及其边缘用无菌生理盐水润滑,以左手示、中两指分阴道后壁,右手持吸头器,先将其头端下缘向下压入阴道后壁并抵达胎儿顶骨后部,再依次拨开阴道右、前、左侧壁,吸头器随之滑入,保持其与胎先露部贴合紧密,吸头器的中心位置放置在胎头俯屈点(矢状缝上,后囟前 3cm 处)上,即负压杯后缘到达后囟,前缘距前囟 3cm 左右(图 17-1、图 17-2)。

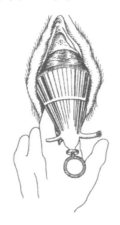
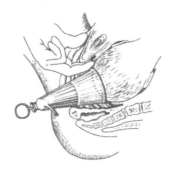

图 17-1 送入吸头器抵达胎儿顶骨后部　　　　图 17-2 吸头器与胎先露部贴合

6)检查调整吸头器:一手固定吸头器并稍向内推压,另一手示、中指沿吸头器边缘与胎头衔接处摸一周,排除有阴道或宫颈组织嵌入。同时调整牵引柄使之与胎头矢状缝一致,作为旋转胎头的标志(图 17-3)。

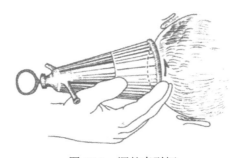

图 17-3 调整牵引柄

7)抽吸负压:在 2～3min 内逐渐缓慢形成所需负压,使胎头在由小到大的负压作用下,逐渐形成一产瘤。

①注射器抽气法:使用 50ml 注射器抽吸导管,金属吸头器抽吸 150～180ml,硅胶吸头器抽吸 60～80ml 即可达到所需负压,负压形成后钳夹橡胶导管。

②电动吸引器抽气法:将吸头器的橡胶导管与电动吸引器的吸引管相连接,然后开动吸引器抽吸,所需负压为 300～500mmHg。

8)牵引与旋转吸头器:一般采用拉式或握式持吸头器法(图 17-4),先轻轻缓慢适当用力试拉,确认无漏气未滑脱,然后遵循产道轴方向于宫缩及产妇屏气时持续缓慢牵拉,宫缩间歇时停止牵拉,牵引力 3～4kg,直至双顶径娩出(图 17-5)。

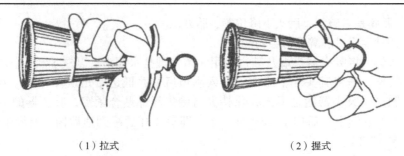

（1）拉式　　　　　　　　　　　（2）握式

图 17-4　持吸头器

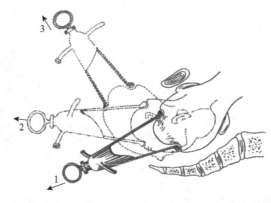

图 17-5　牵拉吸头器

1. 向下向后牵拉；2. 向下牵拉；3.向下向前牵拉

9）解除负压，取下吸头器，正常分娩机制娩出胎儿。

10）检查会阴、阴道及宫颈有无裂伤，侧切口有无上延，然后逐层缝合。

11）用物整理，洗手、记录（图 17-6）。

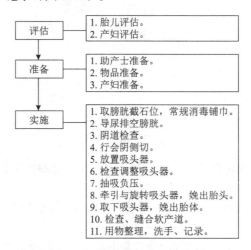

图 17-6　胎头吸引术操作流程

【护理评价】

1. 产妇情绪稳定，积极配合助产士完成胎吸助产分娩。

2. 新生儿无产伤，Apgar 评分正常。

3. 产妇无软产道撕裂伤及产后大出血，生命体征正常。

【注意事项】

1. 产妇必须已经破膜才能实施胎头吸引术。

2. 吸头器应安放正确，保持与胎先露部贴合紧密。

3. 牵拉吸头器时应配合产力同时进行，以提高助产效果，减轻对胎儿的损伤。

4. 牵引应在宫缩时进行，持续缓慢加力，切忌暴力和左右摇晃。

5. 牵引时间达 10 min 仍不能结束分娩时，应及时改用产钳助产技术或剖宫产术。

【实训拓展】

吸头器内的负压一般要求在 300mmHg 左右，可使用自动负压形成装置，也可使用注射器抽气，金属锥形吸头器一般抽吸 50～180ml，硅胶喇叭形吸头器抽吸 60～80ml。抽吸负压达到所需程度，待产瘤形成后再牵引。

牵引时吸头器漏气或滑脱原因：①吸头器本身损坏；②负压不足；③吸头器放置有误；④牵引过早；⑤牵引旋转方向有误；⑥头盆不称、阻力过大或牵引力过大。吸头器滑脱 2 次以上者应改用其他助产方式。

（李春艳　崔丽君）

实训十八　产钳助产技术

产钳助产技术是指利用产钳作为牵引力或旋转力协助胎头下降及胎儿娩出的产科手术。正确而熟练地运用产钳助产技术，可以有效缩短第二产程，对产妇及胎儿均有利。

对于存在骨盆狭窄或头盆不称，宫口未开全或胎头未衔接，枕后位、额先露、高直位或其他异常胎位，严重胎儿窘迫估计产钳助产技术不能立即结束分娩的产妇，禁忌使用产钳助产技术。

情 境 十 八

该孕妇骨盆外测量结果为 23cm-25cm-18cm-9cm，胎儿估重 3600g，胎方位 LOA，胎膜已破，宫口开全 1h，现宫缩持续 40～50s，间隔 1～2min，胎心率 90 次/分，产妇疲倦。

【护理评估】

1. 健康史　既往体健，月经规律，经量正常，无痛经史。孕 1 产 0，孕早期出现晨起恶心、呕吐，厌油腻，症状轻，持续至孕 3 个月自行缓解。无感冒、发热，无药物、毒物及放射线接触史。

2. 身体状况　意识清醒，感疲惫，T 36.5℃，P 91 次/分，R 20 次/分，BP 125/70mmHg。产科检查：骨盆外测量结果为 23cm-25cm-18cm-9cm，胎儿估重 3600g，胎方位 LOA，胎膜已破，宫口开全 1h，现宫缩持续 40～50s，间隔 1～2min，胎心率 90 次/分，产妇疲倦。

3. 心理-社会状况　产妇表情紧张，配合检查。

【主要护理诊断/问题】

1. 疼痛　与宫缩逐渐增强及胎头压迫会阴有关。

2. 有受伤的危险　与会阴保护产钳牵引不当和会阴侧切有关。

3. 疲乏　与产妇过度紧张，前期过度用力有关。

4. 有大出血的危险　与子宫收缩乏力、软产道损伤、胎盘滞留等因素相关。

5. 焦虑、恐惧　与担心母儿安全有关。

【护理目标】

1. 产妇情绪稳定，能很好地配合医务人员。

2. 无软产道撕裂伤，会阴侧切口无延伸。

3. 无产后大出血，生命体征平稳。

4. 在麻醉的作用下产妇能忍受和对待宫缩及分娩痛。

5. 新生儿无产伤，Apgar 评分正常。

【**护理措施**】

1. 助产士陪伴在旁，给予安慰、支持和鼓励及生活护理。

2. 指导产妇屏气用力，密切观察胎心音的变化，做好会阴保护。

3. 严格无菌操作下协助产钳助产。

（1）评估

1）产妇评估：结合产妇精神状态、有无膀胱充盈、骨盆条件、宫口扩张情况、胎方位及胎头位置综合评估是否用产钳助产。

2）胎儿评估：术前应评估胎儿是否存活，是否存在宫内窘迫，有无实行产钳助产的必要。

（2）准备

1）物品准备：产钳、利多卡因、20ml 注射器、外阴切开剪、新生儿复苏台、气管插管等复苏器械和药品。备齐用物，特别检查产钳的性能并涂以润滑剂，将用物放在合适的位置。

2）术者准备：着装整齐，戴口罩、帽子，洗手，穿无菌衣，戴无菌手套。

3）产妇准备：给予心理支持，建立静脉通路。

（3）实施

1）取膀胱截石位，常规消毒铺巾。

2）导尿排空膀胱。

3）阴道检查：了解会阴、阴道有无异常，骨盆大小、形态，有无头盆不称，宫口是否开全，有无脐带脱垂，胎膜是否破裂，胎头下降位置及胎方位。

4）麻醉：双侧会阴神经阻滞麻醉或者持续性硬膜外麻醉。

5）会阴切开：侧切切口要够大，一般需剪开 4cm 左右，剪子与中线成 45°角。

6）放置左叶产钳：术者左手执笔式持左钳柄，钳叶垂直向下，钳匙凹面朝胎头。右手伸入胎头与阴道壁之间做引导，使左钳沿右手掌面慢慢伸入胎头与阴道壁之间，将左钳匙放置在胎儿左耳前的面颊部，使产钳的纵轴与胎头的顶颏径相平行，钳叶的尖端最好在上下颌间的咬肌前，将左钳柄交助手握住。

7）放置右叶产钳：术者右手执笔式持右钳柄，左手四指伸入胎头与阴道右后壁之间，将右叶产钳按放置左叶产钳的方法沿左手掌滑行至左手掌与胎头之间，使之达到与左钳匙相对应的位置。

8）合拢钳柄：术者两手握两叶产钳柄部，随即扣合。若不能扣合，提示产钳位置不当，可先适当调整右钳匙，若仍不能扣合，应取出产钳，重新放置。

9）检查钳叶：术者以右手示指伸入阴道内，检查胎头矢状缝是否位于骨盆出口前后径上，钳匙与胎头之间有无软产道组织或脐带夹入。

10）试牵引产钳：术者一只手的示指、中指和环指扣握钳柄向外牵引，另一只手固定于钳柄的手背部，其示指抵住胎头。试牵引时，如示指始终抵着胎头表示产钳无滑脱可能，则可正式牵引。

11）牵引产钳：于宫缩时轻轻并拢钳柄，左手握产钳柄部，右手手掌向下，中指、示指及环指分别放在钳锁和钳柄侧突部，缓缓向下、向外牵引；当胎头枕骨结节越过耻骨弓下方时，逐渐将钳柄向上提，使胎头逐渐仰伸而娩出。

12）卸下产钳：当胎头双顶径牵出后，即以右手握住钳柄，按放置产钳的相反方向取出右叶产钳，卸右钳时，应将钳柄向左上倾斜取出，不可与产道平行抽出，以防损伤。同理卸下左叶产钳（图 18-1）。

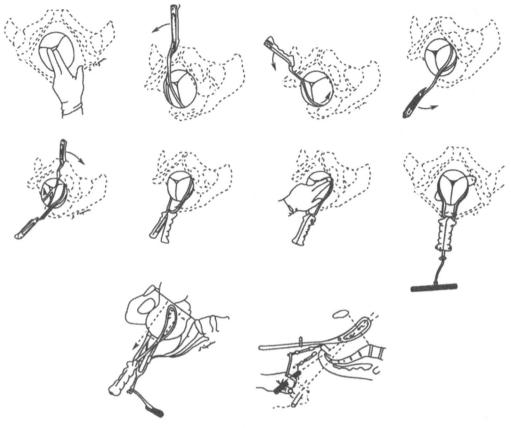

图 18-1　产钳助产操作步骤

13）娩出胎体、胎盘：按自然分娩机制旋转牵出胎体，随后协助胎盘娩出。

14）检查、缝合：检查会阴、阴道及宫颈有无裂伤，侧切口有无上延，然后逐层缝合。

15）整理、记录：用物整理，洗手、记录（图 18-2）。

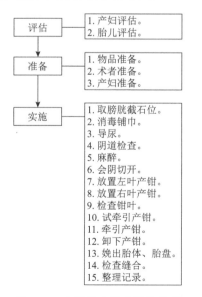

图 18-2　产钳助产技术操作流程

【护理评价】

1. 产妇情绪稳定，积极配合医生、助产士完成产钳助产分娩。

2. 新生儿无产伤，Apgar 评分正常。

3. 产妇无软产道撕裂伤及产后大出血，生命体征平稳。

【注意事项】

1. 阴道检查要仔细，正确了解胎头骨质最低部及双顶径的高低，以及矢状缝方向和胎耳，可指引钳匙放在胎儿两侧面颊部。

2. 放置产钳后，进行阴道检查，了解是否有软产道组织位于产钳内。试扣产钳，如钳锁不易合拢，应仔细查找原因后再做适当的调整及处理，不可强行用力合拢钳锁。

3. 扣合产钳后，进行试牵，应在宫缩时牵引产钳，用力要均匀、适当，速度不宜过快，也不能将钳柄左右摇晃。

4. 当胎头双顶径即将娩出时，应减慢牵引，与助手协作，保护会阴，防止会阴撕裂。

5. 如牵引 2 次，胎先露仍不下降或产钳滑脱，改为剖宫产，以免失去抢救胎儿的时机。

【实训拓展】

产钳术的分类：根据胎头双顶径及骨质最低部在骨盆内位置的高低分为高位产钳术、中位产钳术、低位产钳术 3 类。高位产钳术是指胎头未衔接，胎头双顶径在骨盆入口之上，先露骨质最低部未达到坐骨棘水平，因为位置较高，常引起产妇及胎儿严重损伤，已基本被剖宫产取代。中位产钳术是指胎头已衔接，先露骨质最低部未达坐骨棘下 2cm。低位产钳术是指双顶径已达坐骨棘水平以下，先露骨质最低部已达到或超过坐骨棘下 2cm。

（李春艳　崔丽君）

实训十九　人工剥离胎盘术

胎盘滞留是指胎盘多在胎儿娩出后 15min 内娩出，若 30min 后胎盘仍不排出，将导致产后出血。若胎盘尚未完全剥离而出血多时（200ml）或第三产程超过 30min 胎盘仍未排出且出血不多时，此时应采取人工剥离胎盘术。

情 境 十 九

苏女士，30 岁，已婚，孕 3 产 0，孕 39 周，曾有 2 次人流史，本次妊娠中期有流产先兆，曾经住院保胎治疗。现阴道分娩一活男婴，胎盘 30min 尚未娩出，阴道流血不多。

【护理评估】

1. 健康史　既往体健，月经规律，经量正常，无痛经史。孕 3 产 0，孕早期出现晨起恶心、呕吐，厌油腻，症状轻，持续至孕 3 个月自行缓解。无感冒、发热，无药物、毒物及放射线接触史。

2. 身体状况　意识清醒，感疲惫，T 36.8℃，P 86 次/分，R 20 次/分，BP 130/78mmHg。产科检查：现阴道分娩一活男婴，胎盘 30min 尚未娩出，阴道流血不多。

3. 心理-社会状况　产妇表情紧张，不配合检查。

【主要护理诊断/问题】

1. 有大出血的危险　与子宫收缩乏力，软产道损伤，胎盘滞留等因素相关。

2. 疼痛　与人工剥离胎盘有关。

3. 焦虑、恐惧　与手术操作及担心自身安危有关。

【护理目标】

1. 产妇情绪稳定，能很好地配合医务人员。

2. 无产后大出血。

3. 胎盘胎膜完整娩出。

【护理措施】

1. 助产士陪伴在旁给予安慰、支持和鼓励。

2. 严密观察子宫收缩、胎盘娩出及阴道流血情况。

3. 严格无菌操作下行人工剥离胎盘术。

（1）评估

1）产妇评估：沟通、理解和合作能力。

2）环境评估：环境是否安全、安静、私密，温度是否适宜。

（2）准备

1）助产士准备：着装整齐，剪指甲，戴口罩、帽子，手消毒。

2）物品准备：聚维酮碘及液体石蜡棉球、无菌洞巾、无菌手套、无菌手术衣。备齐用物，将用物放在合适的位置。

3）产妇准备：给予心理支持，建立静脉通路。若检查发现宫颈内口较紧者，必要时肌内注射阿托品 0.5mg 及哌替啶 100mg。

（3）实施

1）取膀胱截石位。

2）导尿排空膀胱。

3）重新消毒外阴，铺无菌巾，术者更换手术衣及手套。

4）人工剥离胎盘

①术者一手放在腹壁上，依次沿骨盆轴方向向下推压子宫体。

②另一手涂抹聚维酮碘，手指并拢呈圆锥状直接伸入宫腔，循脐带找到胎盘边缘，手指展平并拢，手背紧贴宫壁，手掌面向胎盘母体面，以手指尖和手掌尺侧缘缓慢将胎盘从边缘开始逐渐自子宫壁分离。在腹部固定子宫的手与宫腔操作的手要注意配合（图 19-1）。

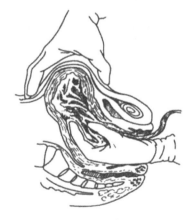

图 19-1　人工剥离胎盘

5）协助胎盘娩出：待全部胎盘剥离后一手握住全部胎盘，另一手牵引脐带协助胎盘娩出。

6）检查胎盘：取出胎盘后立即检查胎盘胎膜是否完整，如有残留再次伸手进入宫腔寻找残留部分并取出。如小块组织难以取出，可用卵圆钳或者大刮匙进行钳除或者刮除，术毕应用缩宫素加强宫缩。

7）用物整理，洗手，记录（图 19-2）。

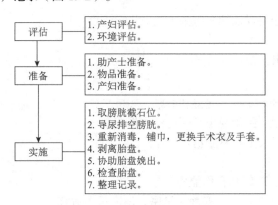

图 19-2　人工剥离胎盘术操作流程

【护理评价】

1. 产妇情绪稳定，能很好地配合医务人员。

2. 无产后大出血，生命体征平稳。

3. 胎盘胎膜完整娩出。

【注意事项】

1. 操作必须轻柔，避免暴力强行剥离或用手指抓挖子宫壁，防止子宫破裂。

2. 若找不到疏松的剥离面无法分离者，可能是胎盘植入，不应强行剥离。

3. 取出的胎盘应立即检查是否完整。若有缺损，应再次徒手伸入宫腔，清除残留胎盘及胎膜。

4. 应尽量减少进入宫腔操作的次数。

【实训拓展】

1. 胎盘滞留常见原因　①膀胱充盈：使已剥离胎盘滞留宫腔；②胎盘嵌顿：子宫收缩药物应用不当，宫颈内口附近子宫肌出现环形收缩，使已剥离的胎盘嵌顿于宫腔；③胎盘剥离不全：第三产程过早牵拉脐带或按压子宫，影响胎盘正常剥离，胎盘已剥离部位血窦开放而出血。

2. 胎盘植入　指胎盘绒毛在其附着部位与子宫肌层紧密连接。胎盘植入主要引起产时出血、产后出血、子宫破裂和感染等并发症，穿透性胎盘植入也可导致膀胱或直肠损伤。

3. 胎盘植入常见原因　①子宫内膜损伤，如多次人工流产、宫腔感染等；②胎盘附着部位异常，如附着于子宫下段、宫颈部或子宫角部，因此处内膜菲薄，绒毛易侵入宫壁肌层；③子宫手术史，如剖宫产术、子宫肌瘤剔除术、子宫整形后，尤其是多次剖宫产者，发生前置胎盘并发胎盘植入的概率增加，是导致凶险性产后出血的主要原因；④经产妇子宫内膜损伤及发生炎症的机会较多，易引起蜕膜发育不良而发生植入。

（李春艳　崔丽君）

实训二十　产程图的绘制

临产后，除了仔细阅读孕期检查中所有医疗资料、评估产妇及胎儿各方面状况外，还需及时记录产程进展中检查过程和结果，助产士应详细填写产程表、分娩记录，并绘制产程图。产妇选择自然分娩，当宫口开大 3cm 时，助产士绘制产程图，并将临床开始时收集的各项资料详细记录在产程图上。

情 境 二 十

小珍,女,28 岁,孕 2 产 0,孕 39^{+1} 周。自诉阵发性腹痛 3h,于 2013 年 3 月 5 日 10 时入院。末次月经 2012 年 6 月 4 日,孕期无其他不适。入院检查:宫高 30cm,腹围 100cm,胎儿枕左前位,已入盆,胎心 140 次/分。宫缩不规律,阴道检查提示:宫口未开,胎头 S:–3。3 月 6 日 0 时有规律宫缩,30s/5～6min,宫口开大 1.5cm,胎头 S:–3,胎心 124 次/分;3 点 30 分宫缩 30～40s/3～4min,宫口开大 3cm,胎头 S:–3;4 点 25 分宫缩 40～50s/2～3min,宫口开大 3cm,胎头 S:–3,胎心 121 次/分;5 点 50 分宫缩 40～50s/1～2min,宫口开大 5cm,胎头 S:–1;6 点 30 分宫缩 40～50s/1min,宫口开大 6cm,胎头 S:0～1,胎心 151 次/分。9 点 30 分宫口开全,胎头 S:+1,胎心 130 次/分,40～50s/1～2min,10 点 10 分娩一男婴,重 3000g,1 分钟 Apgar 评分为 8 分。20min 后娩出胎盘,检查胎盘完整。产后出血约 250ml。

小李作为责任助产士,如何将小珍的产程进展用产程图表示出来?

【护理评估】

1. 健康史 既往体健,月经规律,经量正常,无痛经史。孕 2 产 0,孕早期出现早孕反应,症状轻,持续至孕 3 个月自行缓解。无感冒、发热,无药物、毒物及放射线接触史。

2. 身体状况 意识清醒,面色红润,T 36.5C,P 91 次/分,R 20 次/分,BP 125/82mmHg。产科检查:宫高 30cm,腹围 100cm,胎儿枕左前位,已入盆,有规律宫缩,30s/5～6min,宫口开大 1.5cm,胎头 S:–3,胎心 124 次/分。送入产房待产。

3. 心理-社会状况 产妇表情紧张,下腹疼痛,担心分娩不顺利。

【主要护理诊断/问题】

1. 焦虑 与缺乏分娩有关的知识,担心自己和胎儿安全有关。

2. 分娩疼痛 与规律子宫收缩有关。

【护理目标】

1. 产妇情绪稳定,积极配合分娩。

2. 孕期学会呼吸减痛法,正确面对宫缩。

【护理措施】

1. 产程观察及处理 注意产程进展,观察胎心、宫缩变化,描绘产程图,记录产程变化,动态观察产程进展,发现异常及早处理,改善母儿预后。

2. 心理护理 做好分娩相关知识的宣教 ,避免发生紧张、焦虑等不良情绪。

3. 健康教育 指导产妇合理饮食,摄入易消化的食物,指导各个产程中的配合方法。

4. 实施

(1)核对并填写产妇姓名、住院号、年龄、孕产次、孕周、预产期、骨盆外测量值。

(2)有规律宫缩,宫口扩张 3cm 时,开始绘制产程图(图 20-1)。

(3)画警戒线与处理线:在宫口扩张 4～6cm 处(进入活跃期),于相距 4～6h 的宫口扩张 10cm 的标志处画一连接斜线作为警戒线,距警戒线 4h 处再画一条与之平行的斜线作为处理线,两线之间为处理区。若产程曲线超过警戒线则表明有难产的可能。

(4)在产程图上描记宫口扩张度、胎先露下降程度、宫缩持续时间、宫缩间歇时间、胎心及血压监测结果。

1)产程图横坐标为临产时间(单位 h);纵坐标左侧为宫口扩张度(单位 cm,用"O"表示)及胎先露下降程度(单位 cm,用"×");图下小格为填写宫缩持续时间/宫缩间歇时间(单位 s/min)、胎心率(单位 次/分)、监测的血压值(单位 mmHg)。

2）临产后不同时间测得的宫口扩张度及胎先露下降程度用实线连接。如图20-1所示，宫口扩张曲线（O—O—O），胎先露下降曲线（×—×—×）。

3）胎儿娩出以红"⊕"圈下方画"↓"（红色）表示，并标记出生时间。

4）助产士签名，写明时间（图20-2）。

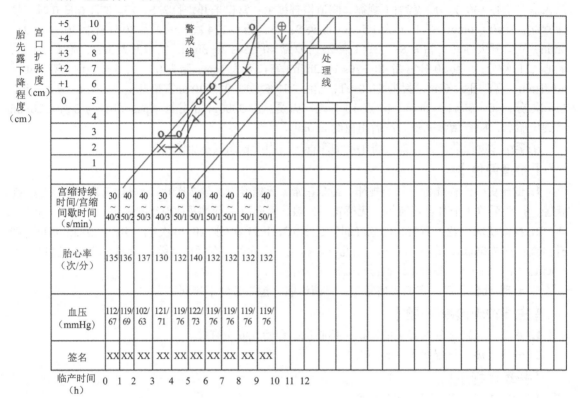

图 20-1　头位分娩产程图

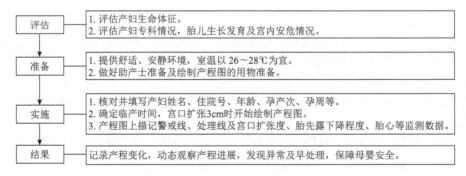

图 20-2　产程图绘制操作流程

【护理评价】

1. 产妇生命体征平稳。

2. 母婴安全。

【注意事项】

1. 临产时间确定后可在产程图上开始记录。

2. 检查结果及时记录，发现异常及时处理。

3. 字迹工整、不涂改，助产士认真填写并签全名。

【实训拓展】

我国的旧产程图的警戒线是从宫口扩张 3cm 的时间点跨越 4h，陡峭地达到宫口扩张 10cm 处，这样的宫口开大速率已经远大于 Friedman 产程标准（活跃期宫颈扩张率不得低于 1cm/h），按这个原理从 3～10cm，应该跨越 7h。因此从一开始我国的产程标准就比 WHO 推荐的产程标准更为苛刻。何况，现有证据已经表明产程时限是具有人群差异的，亚洲人群较欧美人群产程进展更为缓慢。当代人群分娩曲线较半世纪以前的人群更为平滑。

继续绘制的产程图应该是符合当前产程进展规律的产程图，以期具有一定难产预测功能以改善母儿预后，同时尽可能地减少不必要的产程干预。张氏产程图、Neal&Lowe 产程图和 WHO 新版产程图可做备选。

（吴 琴 崔丽君）

实训二十一 臀牵引及臀助产术

臀位助产，是指胎儿先露部为臀位时，通过助产者的牵引力，促进后出的胎儿部分如躯干上部、上肢、胎头等顺利娩出的辅助技术。若分娩时助产操作不当，易导致围生儿窒息、损伤及死亡；可致母体产道损伤、产后出血及感染。狭窄骨盆、软产道异常、胎儿体重大于 3500g、胎儿窘迫、妊娠合并症、高龄初产、有难产史、不完全臀先露等，均不宜行臀位助产。

情境二十一

王女士，28 岁，孕 2 产 1，单活胎。因"停经 38 周，规则下腹痛 4h"入院。阴道检查提示宫颈管已消退，宫口开大 3cm，胎先露为臀，骨盆正常。B 超提示胎儿为混合臀位，估计胎儿体重 3200g 左右，生物物理评分 8 分。产妇 2 年前顺产一足月男活婴，现一般情况良好，无胎膜早破，产力正常，可否行阴道试产？作为助产士，臀位胎儿行阴道试产时应从哪几方面评估？

【护理评估】

1. 健康史 评估产妇的精神状态、生命体征。

2. 身体状况 评估产妇妊娠周数、年龄、孕产史、精神状态、有无膀胱充盈、骨盆条件、宫口扩张情况、胎方位等。评估胎儿宫内生长及发育各项指标、宫内安危情况。

3. 心理-社会状况 评估产妇心理状态，询问产妇是否疲倦，产妇担心臀位难产，会对胎儿有影响。评估家人对产妇的关心和照护程度。

【主要护理诊断/问题】

1. 焦虑 与缺乏臀位有关的知识，担心自己和胎儿安全有关。

2. 分娩疼痛 与子宫收缩有关。

【护理目标】

1. 产妇情绪稳定，积极配合产程过程。

2. 产妇能正确对待宫缩痛。

【护理措施】

1. 提供舒适、安静环境，保护产妇隐私，产房温度适中，室温 26～28℃。

2. 提供心理支持，给予心理护理。

3. 交代病情，在可能的情况下应对产妇及其家属讲明手术的原因。

4. 产妇排空膀胱。行阴道检查，确定臀位类型、宫口是否开全、先露的高低、是否破膜及有无脐带脱垂。分娩过程中持续行胎儿胎心电子监护。初产妇或会阴较紧者要行会阴切开术。

5. 实施

（1）娩出或牵引胎儿臀部

1）腿直臀位或完全臀位时，产力良好的情况下，胎儿后臀部于会阴6点处自然娩出，前臀从耻骨联合下娩出，同时胎儿躯体外旋转使耻骨转向前方，胎体自然下降，此时胎体下降至胎儿脐部，并暴露出脐带。

2）完全臀位接产时，常规外阴消毒后，将一无菌巾折叠后覆盖阴道口，宫缩时以手掌用力堵住阴道口（图21-1），防止足部脱出。当产妇向下屏气用力，助产士手掌感到相当大冲力时，松开手掌，胎儿臀部即自然娩出。

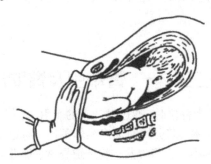

图21-1　手掌堵住阴道口

（2）娩出胎儿下肢和躯干：腿直臀位时，待胎儿躯干和枕骨旋转至耻骨联合下方后，适当上举胎体，逐一娩出胎儿双下肢。若为完全臀位，当胎足及小腿露于阴道口外时，以手术巾或纱布包裹，向后下方牵引，使下肢和臀部相继娩出。以手术巾包裹胎儿下肢和骨盆，双手拇指置于胎儿背脊骨两侧，另四指握持胎儿双侧髋部和骨盆，牵引胎体（图21-2），使肋缘、肩胛相继显露，注意避免挤压胎腹，以防内脏损伤。脐部娩出后，将脐带轻轻向下牵拉以避免脐带过度受压（图21-3）。

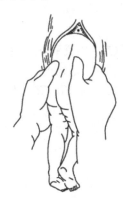
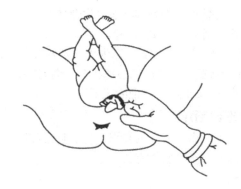

图21-2　牵引胎体　　　　　　　　图21-3　轻拉脐带

（3）娩出胎儿肩部和上肢：可采用两种方式娩出胎儿肩部和上肢，助产时根据具体情况选择使用。

1）先娩出前肩：双手握持胎体逆时针旋转并向下牵引，自耻骨弓下暴露并娩出前肩和前上肢，向相反方向旋转可娩出另一胎肩和上肢。

2）先娩出后肩：右手握持胎儿双足向上方牵引，于会阴部暴露后肩，左手示、中指伸入阴道，按压胎儿后上肢肘关节处，助后肩及肘关节沿胸前滑出阴道。再将胎体放低，前肩和前上肢由耻骨弓下娩出（图21-4）。

（4）娩出胎头：双肩和上肢娩出后将胎背转向前方，助产者一只手的示指和环指放在胎儿的颧骨上，不能伸入口中，防止引起上颌骨骨折，屈曲胎头，将胎儿身体放在同侧手掌和前臂上，胎儿双腿骑跨在助产者前臂上。另一手中指放于胎儿枕部，示指和中指放于胎儿双肩及锁骨上。向下牵拉使胎头俯屈，同时，助手在耻骨联合上方适当加力，以助胎头俯屈。当枕骨结节到达耻骨联合下方时，以此为支点，使胎头逐渐上抬，相继娩出下颌、口、鼻、眼、额（图 21-5）。

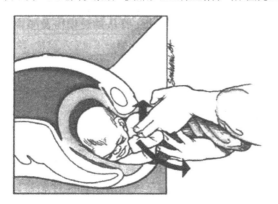
图 21-4　先娩出后肩法

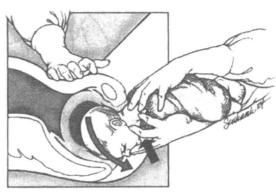
图 21-5　胎头的娩出

6. 检查软产道，如有宫颈、阴道裂伤应即刻缝合（图 21-6）。

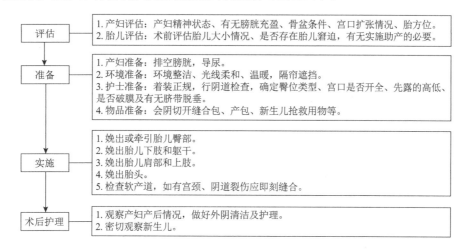

图 21-6　臀牵引及臀助产术操作流程

【护理评价】

1. 产妇情绪稳定，分娩时积极配合，顺利分娩。

2. 产妇正确面对宫缩痛，配合拉梅兹呼吸。

【注意事项】

1. 产程中应尽量保持胎膜完整，除非在胎儿即将娩出时，一般不做人工破膜。出现胎膜破裂时应及时听胎心并做阴道检查，了解有无脐带脱垂。

2. 胎儿脐部娩出后一般应于 8min 内结束分娩，以免因脐带受压时间过长而致新生儿缺氧。

3 临产后羊水中混有胎粪并不提示胎儿有缺氧，因胎儿腹部受压可能会有胎粪排出。

4. 产程中出现以下情况应考虑改行剖宫产术：①宫缩乏力，产程进展缓慢；②胎儿窘迫；③脐带脱垂胎儿尚存活，能适时进行剖宫产者；④宫口开全后先露位置仍高，估计经阴道分娩有困难者。

5. 检查新生儿有无股骨、肱骨、锁骨骨折，臂丛神经损伤及颅内出血。

【实训拓展】

扶着法娩出胎头，即 Bracht 法。主要用于单臀先露，即腿直臀位。由于胎儿伸直的下肢与躯干能较好地扩张宫颈及阴道，并保持两臂在胸前交叉，防止上举，故单臀先露在无指征时，勿过早干预，尽量任胎臀自然娩出，至娩出达脐部时使胎背向上，助产士两拇指放于胎儿大腿后面，其余四指放于骶部握住胎臀，将胎体上举并轻轻牵引，至双足脱出阴道后，即可按堵臀法娩出胎儿其余部分（图 21-7）。

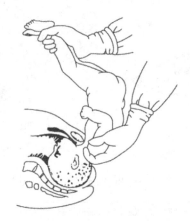

图 21-7 扶着法娩出胎头

（吴 琴 崔丽君）

实训二十二 肩难产助产术

胎头娩出后，胎儿前肩被嵌顿于耻骨联合上方，用常规助产手法不能娩出胎儿双肩，称为肩难产，其术式称肩难产助产术。肩难产发生于胎头娩出后，情况紧急，如处理不当会发生严重的母婴并发症，发生新生儿重度窒息和新生儿死亡。巨大儿肩难产发生率远高于正常体重儿，临床上怀疑有巨大儿时，宜放宽剖宫产指征。

情境二十二

李女士，26 岁，孕 1 产 0，妊娠 39 周，LOA，单活胎。妊娠 24 周葡萄糖耐量试验：空腹血糖 6.0mmol/L、餐后 1h 血糖 11.06mmol/L、餐后 2h 血糖 8.56mmol/L，诊断为妊娠期糖尿病，予饮食控制，至分娩时体重较孕前增加 20kg，B 超估计胎儿体重大于 3.9kg。孕妇及其家属强烈要求行阴道分娩。分娩过程中，胎儿下降缓慢，胎头娩出后前肩不能娩出。作为助产士，此时应如何操作？

【护理评估】

1. 健康史 评估产妇的精神状态及生命体征。

2. 身体状况 评估产妇妊娠周数、年龄、孕产史、精神状态、有无膀胱充盈、骨盆条件、宫口扩张情况、胎方位等。评估胎儿宫内生长及发育各项指标、宫内安危情况。

3. 心理-社会状况 评估产妇心理状态，询问产妇是否疲倦，评估家人对产妇的关心和照护程度。

【主要护理诊断/问题】

1. 焦虑 与缺乏肩难产有关的知识，担心自己和胎儿安全有关。

2. 有新生儿受伤的危险　与肩难产有关。

3 分娩疼痛　与规律子宫收缩有关。

【护理目标】

1. 产妇情绪稳定,积极配合分娩过程。

2. 最大限度地避免和减少胎儿受伤的发生。

3. 产妇能正确对待宫缩痛。

【护理措施】

1. 一般护理　在待产过程中,监测产妇生命体征,指导合理的休息与活动,行饮食、排尿排便指导,行人文关怀,陪伴分娩和给予心理支持。

2. 专科护理　密切监测胎心音变化,观察宫缩、宫颈和胎先露下降程度,行疼痛护理,做好接生准备,发生肩难产时立即启动肩难产处理流程。

3. 实施　HELPERR 法是美国妇产科医师学会推荐的处理肩难产的操作方法,包括以下几步。

（1）寻求帮助（help）：胎头娩出后,经外旋转轻轻牵拉不能娩出胎肩或出现胎头龟缩现象,应意识到发生肩难产,立即启动院内急救系统,呼叫多名援助人员协助,包括麻醉科医师、新生儿科医师、产科医师及有经验的助产士。

（2）判断是否会阴侧切（evaluate）：未行侧切者立即行会阴切开术,若会阴切口过小应将切口延长。若经产妇会阴软组织较松,也可直接进行手法处理。

（3）屈曲大腿（leg）（图 22-1）：即 McRobert 法,简称 Me 法。将产妇大腿压向腹部,使腹部屈曲,目的是拉直腰椎及胸椎突起,增加骨盆前后径,增大骨盆的入口平面,减少骨盆的倾斜度,可松解嵌顿的前肩。

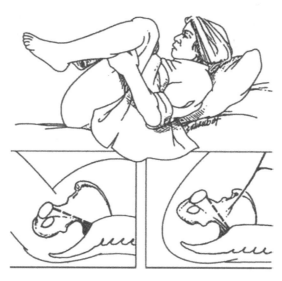

图 22-1　屈曲大腿

（4）耻骨上加压（pressure）（图 22-2）：产妇屈曲大腿,助手在耻骨联合上方触到胎儿前肩后,在此处加压 30~60s,将其推入耻骨联合下,也可从侧方（胎背位）施压,使胎肩内收,缩小双肩径,同时接产者向下、向后缓慢牵引胎头,协助嵌顿的前肩入盆并娩出。

（5）阴道内操作（enter）：即旋肩法。

1）Rubin 操作：从会阴后方进入到胎儿前肩的后部,施力于肩胛骨,使肩膀内收,并旋转到斜径上,以松解嵌顿的前肩使其娩出。

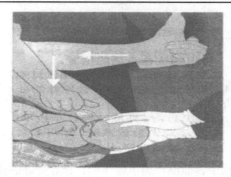

图 22-2　耻骨上加压

2）Woods 旋转操作（图 22-3）：接产者手沿着胎头进入阴道，示指和中指放在胎儿后肩的前方，向胎背侧用力，旋转 180°，使后肩转成前肩，通过旋转，使嵌顿的前肩从耻骨联合下松解娩出。

Rubin 操作和 Woods 旋转操作技巧是一致的，只是胎儿前后不一样。

（6）牵出后臂（remove）（图 22-4）：明确胎背的朝向，胎儿背部在母体右侧用右手，胎儿背部在母体左侧用左手。接产者手顺着胎头进入阴道，顺着胎儿后臂到胎儿肘前窝后，示指和中指在肘前窝加压使前臂顺着胸部屈曲，然后握住胎儿的手，以洗脸样动作轻柔拉出后臂，后臂娩出后，轻柔地牵引胎头。

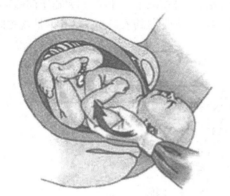

图 22-3　Woods 旋转操作

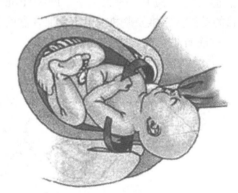

图 22-4　牵出后臂

（7）转为四肢着床位（roll）：即 Gasbin 法。当采用以上手法均无效时，协助产妇转身后双手、双膝着力，跪在产床上，增加骨盆前后径，试行所有阴道内操作，转动及利用胎儿的重力协助后肩通过骶骨岬，娩出胎儿（图 22-5）。

（8）锁骨离断法：若上述方法均无效，可切断锁骨，使双肩径缩小后娩出，再行锁骨骨折修复。

【护理评价】

1. 产妇情绪稳定，分娩时积极配合。

2. 顺利分娩，母子平安。

3. 产妇正确面对宫缩痛，配合拉梅兹呼吸。

【注意事项】

1. 严格按照肩难产的步骤有序进行，考虑从增大骨盆的空间和减小双肩径两个方面解除胎肩嵌顿，不可忙乱地按压宫底及粗暴牵拉胎头。

2. 在行耻骨上加压时，绝对不能在耻骨联合上面向下加压而加重胎肩嵌顿。

3. 行锁骨离断法时应避免损伤肺脏。

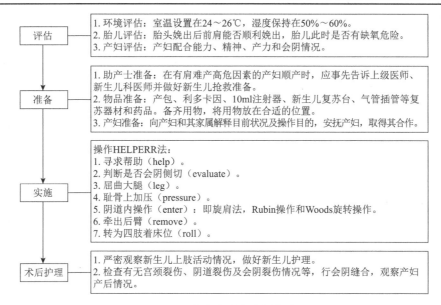

评估	1. 环境评估：室温设置在24~26℃，湿度保持在50%~60%。 2. 胎儿评估：胎头娩出后前肩能否顺利娩出，胎儿此时是否有缺氧危险。 3. 产妇评估：产妇配合能力、精神、产力和会阴情况。
准备	1. 助产士准备：在有肩难产高危因素的产妇顺产时，应事先告诉上级医师、新生儿科医师并做好新生儿抢救准备。 2. 物品准备：产包、利多卡因、10ml注射器、新生儿复苏台、气管插管等复苏器材和药品。备齐用物，将用物放在合适的位置。 3. 产妇准备：向产妇和其家属解释目前状况及操作目的，安抚产妇，取得其合作。
实施	操作HELPERR法： 1. 寻求帮助（help）。 2. 判断是否会阴侧切（evaluate）。 3. 屈曲大腿法（leg）。 4. 耻骨上加压（pressure）。 5. 阴道内操作（enter）：即旋肩法，Rubin操作和Woods旋转操作。 6. 牵出后臂（remove）。 7. 转为四肢着床位（roll）。
术后护理	1. 严密观察新生儿上肢活动情况，做好新生儿护理。 2. 检查有无宫颈裂伤、阴道裂伤及会阴裂伤情况等，行会阴缝合，观察产妇产后情况。

图 22-5 肩难产助产术操作流程

【实训拓展】

处理肩难产手法的顺序很重要，估计胎儿体重＜4000g，优先采用屈曲大腿法+耻骨上加压法；若失败可采用屈曲大腿法+ Woods 旋转操作。当胎儿体重≥4000g，则建议采用屈曲大腿法+Woods旋转操作，或者屈曲大腿法+Rubin 操作。大部分肩难产经过上述方法处理均能娩出胎儿。若处理30~60s 未达预期效果，要立即更换处理措施。操作过程中注意动作轻柔，切勿生拉硬拽，同时注意与产妇的交流。

（吴 琴 崔丽君）

实训二十三 子宫按摩术

按摩子宫是子宫收缩乏力引起产后出血的首选处理措施。按摩能促使子宫收缩减少出血量，同时挤出宫腔内积血。按摩子宫包括腹部子宫按摩法和腹部-阴道子宫按摩法两种。

情境二十三

小艳，33岁，经产妇，妊娠41周。因"阵发性腹痛3h"于2019年6月5日入院待产。平素月经规律，末次月经2018年8月22日，预产期为2019年5月29日。无恶心、呕吐等早孕反应；停经4个半月自觉胎动至今；定期产前检查未见异常。3h前出现阵发性腹痛，持续40s，间歇期3~4min。

查体：T 36℃，P 80次/分，R 22次/分，BP 120/70mmHg，心肺听诊无异常。产科检查：宫高35cm，腹围98cm，枕左前位，已入盆，胎心率146次/分，有规律宫缩，持续40~50s，间歇3~4min，阴道检查：宫口开大3cm，胎头 S：+1，胎膜未破；骨盆外测量：髂棘间径25cm，髂嵴间径28cm，骶耻外径19.5cm，坐骨结节间径9cm。入院后，密切观察，产程进展顺利，胎心好。于10min前分娩一足月活女婴，重4200g，羊水清，无脐带绕颈，1分钟 Apgar 评分9分。2min前，胎盘胎膜完整娩出。检查宫颈、阴道无裂伤，会阴完整。小艳产后阴道流血多，约 500ml，色暗红，伴血块，宫底脐上 2 横指，质软。小刘作为当班责任助产士，应该如何处理？

【护理评估】

1. 健康史　既往体健，月经规律，经量正常，无痛经史。孕 2 产 1，孕早期出现晨起恶心、呕吐，厌油腻，症状轻，持续至孕 3 个月自行缓解。无感冒、发热，无药物、毒物及放射线接触史。

2. 身体状况　意识清醒，面色苍白，T 36.5C，P 105 次/分，R 21 次/分，BP 95/60mmHg。产科检查：胎盘胎膜完整娩出，宫颈、阴道无裂伤，会阴完整，产后阴道流血多，约 500ml，色暗红，伴血块，宫底脐上 2 横指，质软。

3. 心理-社会状况　产妇表情紧张，配合检查。产妇对阴道出血感到十分恐惧。

【主要护理诊断/问题】

1. 恐惧　与大量失血担心自身安危有关。

2. 潜在并发症：出血性休克。

3. 有感染的危险　与失血后抵抗力降低及手术操作有关。

【护理目标】

1. 产妇情绪稳定，积极配合治疗及护理。

2. 产妇生命体征平稳，尿量正常。

3. 产妇体温正常，无感染症状。

【护理措施】

1. 积极预防产后出血　严密观察子宫收缩情况、阴道流血、生命体征，发现异常及时处理；排空膀胱，可能发生大出血的高危产妇，注意保持静脉通畅，做好输血及急救准备。

2. 针对产后出血原因迅速止血，纠正休克，控制感染，子宫收缩乏力所致的出血，立即按摩子宫，使用宫缩剂等处理。

3. 心理护理　积极安慰产妇，避免紧张，主动关心，增加安全感。

4. 实施

（1）腹部子宫按摩法：①单手法（图 23-1）：助产士站在产妇右侧，一手的拇指在前、其余四指在后握住宫底并压迫，均匀而有节律地按摩子宫，最常用。②双手法（图 23-2）：一手在产妇耻骨联合上缘按压下腹中部，将子宫向上托起，另一手用单手法按摩子宫，间断用力挤出宫腔内积血。注意按摩子宫应均匀而有节律，如果效果不佳，可选用腹部-阴道子宫按摩法。

（2）腹部-阴道子宫按摩法：术者站在产妇两腿之间，常规消毒外阴及阴道；一手戴无菌手套伸入阴道，握拳置于阴道前穹隆，顶住子宫前壁；另一手在腹部按压子宫后壁，使宫体前屈，两手相对挤压并均匀而有节律地按摩子宫（图 23-3）。

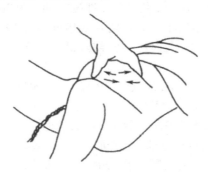

图 23-1　单手腹部子宫按摩法

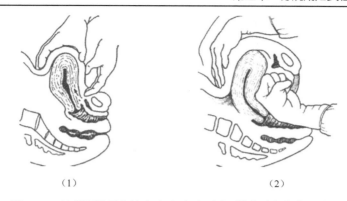

（1） （2）

图 23-2 双手腹部子宫按摩法（1）与腹部-阴道子宫按摩法（2）

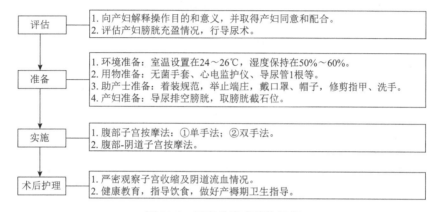

图 23-3 子宫按摩术操作流程

【护理评价】

1. 产妇生命体征稳定。

2. 产妇子宫收缩好，阴道流血少。

3. 产妇焦虑减轻，情绪稳定。

【注意事项】

1. 产后 1h 内每 15min，产后 2h 内每 30min 检查一次宫缩、宫高、阴道流血情况。

2. 观察生命体征、排尿及排便情况，建议产后 4h 内首次排尿，以免尿潴留影响子宫收缩。

3. 产后 24h 内，禁止热敷子宫，以免子宫肌肉松弛发生出血。

4. 若发现恶露时间过长、量增多或有异味，及时配合医师处理，必要时留标本送检。

【实训拓展】

1. 子宫复旧

（1）正常情况：①正常子宫圆而硬，位于腹部中央；②胎盘娩出后，宫底位于脐下 1 横指，产后第一天因宫颈外口升至坐骨棘水平，使宫底稍上升至平脐，以后每天下降 1～2cm，至产后 10d 子宫降入盆腔内，腹部检查时，位于耻骨联合上方下压腹壁触不到子宫底；③产后 7～10d 宫颈内口关闭，宫颈管复原，初产妇宫颈外口由产前圆形变为产后"一"字形横裂；④产后 6～8 周恢复至妊娠前状态。

（2）异常情况：子宫质地软应考虑是否有产后宫缩乏力，子宫偏向一侧应考虑膀胱是否充盈；子宫不能如期复旧提示有异常。

2. 恶露

（1）正常情况：正常恶露有血腥味，但无臭味，持续 4～6 周，总量为 250～500ml，个体差异较大，血性恶露持续 3～4d，逐渐转为浆液恶露，约 2 周后变为白色恶露，持续 3 周后干净。

（2）异常情况：①如阴道流血量多或胎盘粗糙，提示宫缩乏力或胎盘残留导致产后出血；②如阴道流血量不多，但子宫收缩不良，宫底上升，提示宫腔内有积血；③宫缩良好，但有鲜红色血液持续流出，提示有软产道损伤；④恶露有臭味，提示有宫腔感染的可能。

（吴　琴　崔丽君）

实训二十四　缩宫素引产术

缩宫素是由下丘脑分泌的一种激素，其重要作用是选择性兴奋子宫平滑肌，可促进宫颈成熟、增强子宫收缩力及收缩频率，故临床上广泛应用于妊娠后期引产及产程中加强宫缩，以及在产后促进子宫收缩，减少产后出血发生率。本节主要介绍缩宫素应用方法及观察注意事项。

情境二十四

张女士，30 岁，孕 1 产 0，宫内妊娠 39 周。胎膜早破 12h，不规则宫缩。阴道检查：宫口未开，胎头 S：-3，羊水清。胎心监护评分 10 分。实验室检查：血常规正常。产妇一般情况好。该产妇能否静脉输注缩宫素？作为助产士，应该从哪些方面去评估？

【护理评估】

1. 健康史　既往体健，月经规律，经量正常，无痛经史。孕 1 产 0，孕早期出现晨起恶心、呕吐，厌油腻，症状轻，持续至孕 3 个月自行缓解。无感冒、发热，无药物、毒物及放射线接触史。

2. 身体状况　意识清醒，面色红润，T 36.5C，P 91 次/分，R 20 次/分，BP 125/82mmHg。产科检查：无阴道流液，自觉胎动，腹壁未扪及宫缩。

3. 心理-社会状况　产妇表情紧张，配合检查。产妇担心胎膜早破及小剂量缩宫素静脉滴注引产会对胎儿有影响。

【主要护理诊断/问题】

1. 焦虑　与缺乏胎膜早破及缩宫素静脉滴注引产的相关知识，担心胎儿及自身安全有关。

2. 舒适度减弱　与胎膜早破，取头低臀高卧位有关。

【护理目标】

1. 产妇情绪稳定，积极配合检查及治疗。

2. 产妇主动参与缩宫素静脉滴注观察过程。

【护理措施】

1. 用药前全面评估产妇及胎儿宫内情况　产妇生命体征、骨盆测量、宫颈 Bishop 评分及胎儿体重、胎位及胎先露、羊水等情况。

2. 专科护理　密切观察宫缩情况，根据宫缩情况调整滴速，观察胎心监护、宫颈、产妇生命体征等情况，有异常及时通知医生。

3. 休息　取头低臀高左侧卧位。

4. 心理护理　做好胎膜早破及缩宫素静脉滴注引产相关知识的宣教，避免发生紧张焦虑等不良情绪。

5. 健康教育　指导产妇合理饮食，保持大小便通畅。

6. 操作程序

（1）准备

1）环境准备：室温设置在 24～26℃，湿度保持在 50%～60%，必要时放置屏风。

2）用物准备：阴道检查用物、缩宫素、乳酸钠林格注射液或生理盐水。

3）助产士准备：助产士必须着装规范，仪表端庄，七步洗手法洗手，戴口罩、帽子。

4）产科评估：胎心是否良好、胎位是否正常、有无头盆不称等。

（2）实施

1）剂量：2.5U缩宫素加入乳酸钠林格汁射液500ml静脉滴注，从每分钟8滴开始，根据宫缩强弱一般每隔20min调整滴速，应用等差法，即从每分钟8滴调整至每分钟16滴，再增至每分钟24滴；为安全起见也可从每分钟8滴开始，每次增加4滴，直至出现有效宫缩（40～60s/2～3min）；最大滴速不得超过每分钟40滴。达到最大滴速仍无有效宫缩时，可增加缩宫素浓度，即500ml乳酸钠林格注射液中加入5U缩宫素，先将滴速减半，再根据宫缩情况逐渐调整，最大滴速为每分钟40滴，至此不再增加滴速和浓度。

2）观察：静脉滴注时专人密切观察宫缩、血压、脉搏及胎心率变化（图24-1）。

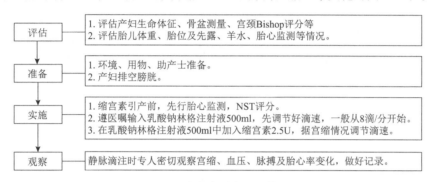

图24-1 缩宫素引产术操作流程

【用法用量】

输液瓶上要做醒目标记，若需使用微量泵控制滴速和用量时，以12ml/h计算；若无微量泵，以滴管1ml=15滴计算，调节好滴速后再加入缩宫素同时摇匀溶液。24h用药量不超过80U。

1. 引产或催产 缩宫素2.5U加入乳酸钠林格注射液500ml中（5mU/ml）静脉滴注，开始时1mU/min（滴速约3滴/分），每15～30min增加1～2mU/min，调至有效宫缩（即宫缩间隙2～3min，每次宫缩持续40s以上，宫腔压力不超过60mmHg），通常滴速为8～15滴/分，即2～5mU/min。缩宫素引产一般在白天进行，一次性用液量以不超过1000ml为宜，不成功者考虑其他引产方式。

2. 控制产后出血 20～40mU/min，胎盘排出后可肌内注射5～10U。

3. 产前宫缩无力 缩宫素2.5～5U加入乳酸钠林格注射液500ml内缓慢静脉滴注（滴速约10～30滴/分）。

【注意事项】

1. 静脉滴注前观察胎心，测血压和脉搏，胎膜早破需观察羊水的色、质、量，确认无胎儿窘迫进行用药。

2. 专人床旁守护，负责观察和调节滴速，静脉滴注5min应监测胎心，以后每15min观察一次产妇的血压，脉搏，宫缩的频率、强度和持续时间，主诉及胎心率等，并记录。

3. 密切观察产妇的产程进展变化及主诉。有条件者可使用胎心监护仪连续监测宫缩情况、胎心率及胎动反应。若产妇出现突然破膜现象，应及时通知医师，若发现血压升高，应降低滴度。当胎心持续减速、晚期减速，宫口开全2cm时，停缩宫素并更换平衡液，同时更换输液器。

4. 注意观察缩宫素的过敏反应及不良反应，向产妇及家属交代缩宫素使用过程中可能出现的意外情况。过敏的临床表现为胸闷、气急、寒战及休克，一旦发现过敏反应及时停用，给予抗休克抗过敏治疗。不良反应有恶心、呕吐、心率加快或心律不齐。

【实训拓展】

1. 卡贝缩宫素（巧特欣）适用于选择性硬膜外或腰麻下剖宫产术后，预防子宫收缩乏力和产后出血，于胎儿娩出后 1min 内缓慢推注 100μg。

2. 卡前列素氨丁三醇（欣母沛）适用于难治性子宫收缩迟缓引起的产后出血和妊娠 13～20 周的流产，于胎儿娩出后深部肌内注射 250μg。

3. 卡前列甲酯（卡孕栓）适用于终止早期或中期妊娠，预防和治疗宫缩迟缓引起的产后出血，常为 1mg 阴道给药。

（吴 琴 崔丽君）

实训二十五 导 乐

"导乐"一词来源于希腊语"doula"，是指经过国家正式教育和训练的专业人员在产前、产时、产后给予持续的生理上的支持、帮助及精神上的安慰、鼓励，使其顺利完成分娩过程。助产士和产科医师，应该指导、教育和培训导乐人员，使她们更好地为妇女和新生儿提供支持性连续服务。在保证母婴健康的前提下，导乐陪伴分娩的重点是信息、体位、减痛及饮食等基本心理、生理支持。

情境二十五

某产妇，28 岁，第一胎足月，规律性宫缩，6 点 30 分入院进待产室。阴道检查：宫颈软、居中，宫颈管消退 50%、容 1 指，胎头 S：-1。羊水未破，要求导乐陪产。

【护理评估】

1. 健康史 了解受教育情况、社会经济情况、婚姻、个性特征、家庭关系及孕产史，了解参与产前教育情况，评估对分娩相关知识的了解程度，日常生活如睡眠、饮食等，既往面对疼痛的态度及应对方式。

2. 身体状况 评估产妇是否有心悸、血压升高、呼吸加快、出汗、声音变调或颤抖、尿频、恶心或呕吐、头痛、头晕、失眠、面部潮红等生理症状和体征。

3. 心理-社会状况 评估产妇是否有坐立不安、对分娩缺乏信心，易于激动、哭泣、自卑或自责等表现。评估产妇与其照护者及配偶的关系。

【主要护理诊断/问题】

1. 焦虑 与缺乏分娩相关知识有关。

2. 疼痛 与逐渐增强的规律宫缩有关。

【护理目标】

1. 产妇情绪稳定，获得积极的情感体验。

2. 产妇对分娩信心增加，舒适度增强，分娩疼痛与痛苦减轻，产程缩短。

3. 母儿结局良好。

【护理措施】

1. 导乐陪产措施

（1）导乐人员向产妇讲解产房管理规章，介绍环境及用物使用方法。

（2）介绍产房助产士，告诉产妇助产士是分娩专家，帮助产妇与助产士建立信任关系。

（3）守护在产妇身边，及时满足产妇的各种需要，如进食、擦汗、排便等。

（4）讲解产程进展和检查的必要性，及时告知胎心率和产程进展情况，消除产妇的担心和疑虑；

讲解分娩疼痛的必要性，鼓励产妇积极配合各种非药物减痛法。

（5）指导、协助产妇采取非药物性舒适体位

1）自由体位：随产妇的意愿或产程进展的需要采取卧、坐、跪、立、蹲、慢舞等各种不同的体位。

①侧卧位：产妇侧卧于床上，双臀和膝盖放松，在背部、两腿之间各放一个枕头。

②侧俯卧位：产妇面向一侧躺，上面的腿弯曲成90°，用枕头垫起，下面的上肢放在身体后，下面的腿尽可能伸直。

③坐位：产妇上身垂直或上身前倾坐于床上、分娩椅或分娩球上。

④跪位：产妇跪于床上或地板上，膝下垫上或戴上护膝，上身前倾趴在导乐球、陪伴者或其他支持物上。

⑤立位：产妇站立，双手扶墙，或上身前倾趴在支持物上（陪产者、分娩球等），亦可同时左右摇摆骨盆。

⑥蹲位：产妇双脚站在地板或床上，双手扶住床栏或陪伴者协助产妇采取低蹲位或半蹲位。

⑦慢舞：产妇倚靠在陪伴者身上，与陪伴者面对面站立，从一边到另一边慢慢摇摆身体。

2）分娩球运动：根据产妇意愿协助产妇进行分娩球运动减轻疼痛，促进产程进展，见实训二十九。

3）拉梅兹呼吸减痛法：指导产妇使用拉梅兹呼吸减痛法减轻分娩疼痛，见实训六。

4）热敷：提供温热毛巾、热水袋、电热宝、热米袋、热豆包等热敷产妇下腹部、耻骨联合、腹股沟、大腿、骶部、肩膀或会阴部。注意避免烫伤，热敷物不能太热，使用前可在手臂内侧感觉热度，太热时不能直接接触产妇皮肤，使用过程中及时询问产妇感觉。

5）冷敷：若产妇痔疮明显，可使用冰袋冷敷肛门处减轻痔疮疼痛；亦可用冷水或冷瓶子滚动冷敷腰骶部缓解疼痛；用冷湿毛巾擦拭产妇的脸、手或胳膊可使产妇感觉凉爽，达到舒适的目的。

6）触摸与按摩：多种形式的触摸，包括轻拍和握住产妇的肩膀或手，轻抚产妇的脸或头发等；可以按摩产妇感觉疼痛或疲劳的部位，如手、脚、头部、肩膀或骶尾部。按摩没有统一的手法，可以辅助精油或润肤油，以产妇感觉舒适的方法和力度进行。

7）指压：按压产妇的虎口穴和三阴交穴（足内踝向上4指宽处，胫骨内侧缘后方）可加强宫缩而不增加疼痛；或按压骶尾部（图25-1）缓解骶尾部疼痛。

8）水疗：使用淋浴或池浴或直接用温水喷淋在产妇想喷淋的部位（如腰背部、下腹、会阴部等）以减轻疼痛（图25-2）。

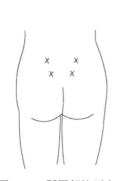

图 25-1　骶尾部按压点

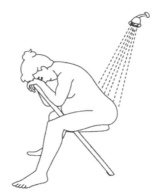

图 25-2　淋浴

2. 心理安慰措施　导乐应及时捕捉产妇的心理状态，提供有利的心理安慰措施，使产妇尽可能愉快地度过产程。

（1）及时评估产妇的情绪变化：通过询问、倾听及对产妇言行举止的观察了解产妇的心理状态。如宫缩时保持平静无声的产妇可能实际上内心极度的痛苦或勉强维持着表面的镇静，而有一些宫缩时大喊大叫的产妇可能感觉更好，因为她懂得表达或释放自己的感受。

（2）提供舒适的感官刺激：待产室光线柔和、播放产妇喜欢的音乐，提供产妇喜欢的果汁或冷饮，适时给予按摩、抚慰等。

（3）增强产妇信心：鼓励产妇说出自己的感受并耐心解释，不断地正面称赞产妇："你这样做很好"，"接着来，你很棒，加油"，"很快就能生了，再坚持一会儿，你真是个伟大的妈妈"等。

（4）减少可诱导恐惧的刺激行为：轻声细语，拒绝大声呵斥，如果产妇不愿意则尽量减少干预（如阴道检查、胎心监护等），保持门窗关闭，保护隐私等。

（5）第二产程时鼓励产妇配合助产士用力，胎头拨露时，以形象性语言告知产妇胎头露出程度，增强产妇信心。

（6）胎儿娩出后，与产妇分享快乐和幸福，稳定产妇情绪。

3. 产后指导 帮助产妇进食易消化、不产气淀粉类食品，及时饮水，提醒排尿。产后帮助新生儿成功吸吮母乳，及时按摩子宫，预防产后出血（图 25-3）。

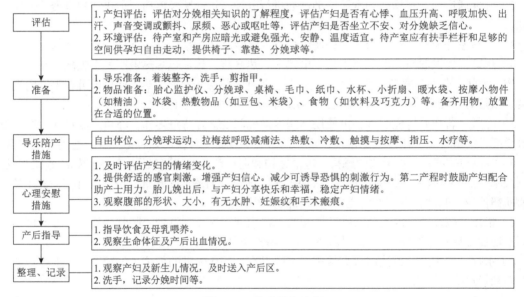

图 25-3 导乐操作流程

【护理评价】

1. 产妇舒适度增加，焦虑、疼痛减轻。

2. 母婴平安。

【注意事项】

1. 准确评估产妇情感状态，适时给予情感支持，避免引起产妇反感。

2. 及时补充水分和食物，避免饱胀而致呕吐。

3. 准确告知产程进展和胎心情况，切勿提供不实信息。

4. 及时捕捉产妇体位变化迹象，及时支持或支撑，不可打断或阻止。

5. 导乐不能超越职权范围，不能妨碍助产士及其他专业人员工作。

6. 发现产妇有异常情况时，及时向医师及助产士呼叫求助。

7. 保持环境安静，避免嘈杂，及时遮盖产妇裸露的身体，保护产妇隐私。

【实训拓展】

在第一产程，随着产程的进展，宫缩的加强，产妇情绪会变得紧张恐惧，导乐师要持续给予精神和心理上的支持和帮助，鼓励产妇进食、进水，指导产妇采取自由体位、深呼吸，给予腰部按摩，分散注意力，以降低产妇的痛感。导乐是产妇与家属之间的沟通桥梁，应及时将产妇的信息传递给家属，将家属的关心与鼓励反馈给产妇。

在第二产程，导乐师可以与产妇加强互动。宫缩间歇时将头贴在产妇耳边鼓励支持，给予擦汗、喂水。发现产妇做对之处，要给予表扬和鼓励，对产妇树立信心很有帮助，便于在之后更容易接受导乐师的建议。告诉产妇怎样配合接生，使分娩尽快结束。

（王　敏　崔丽君）

实训二十六　芳香疗法

芳香疗法是指使用从植物不同部位萃取的精油，通过按摩、薰吸等方式，来预防或治疗疾病的一种自然疗法，通过触觉、嗅觉以及皮肤的吸收达到治疗效果，属于非药物镇痛范畴。它让产妇在芬芳的环境中呼吸，这样可以刺激鼻子的嗅细胞和大脑边缘系统，从而释放各种神经递质，使其发挥作用，治疗身心疾病，也可以刺激体内天然的疼痛杀手——内啡肽的产生。

情境二十六

某孕妇，32 岁，孕 1 产 0，孕 39 周，有规律宫缩，持续 35s，间隔 3～4min，12 点 30 分急诊入院进待产室。阴道检查：宫颈软、居中，宫颈管消退 80%、宫口开大 3cm，胎头 S：-1，要求家属陪产。作为助产士，应该如何帮助产妇使用芳香疗法减轻疼痛？

【护理评估】

1. 健康史　了解产妇有无精油过敏史等。

2. 身体状况　评估产妇有无哮喘史、癫痫史等，评估产妇对精油的喜好及选择，评估产妇皮肤情况，如有无损伤、瘀斑、瘀点等。评估产妇休息与睡眠、饮食及大小便情况，评估产妇疼痛程度及子宫收缩情况，评估宫口扩张及胎头下降程度，是否破膜等。

3. 心理-社会状况　由于分娩疼痛增强、陌生的产房环境、对自身及胎儿的担心、对产程的未知等，产妇会表现出紧张不安、焦虑、恐惧情绪。评估产妇疼痛程度及心理状态。

【主要护理诊断/问题】

1. 焦虑　与担心自己和胎儿安全有关。

2. 疼痛　与逐渐增强的宫缩有关。

3. 舒适度减弱　与子宫收缩、膀胱充盈等有关。

【护理目标】

1. 产妇能恰当应对分娩疼痛。

2. 产妇能主动参与分娩过程，采取芳香疗法提高舒适度。

3. 产妇情绪稳定，对分娩有信心。

【护理措施】

1. 提供良好的环境　提供独立的待产室，确保待产环境舒适、温馨，室温控制在 24～26℃，待产室应有扶手栏杆和足够的空间供产妇自由走动，注意保护产妇隐私。

2. 芳香疗法　让产妇自主选择精油。

（1）吸入法：产妇临产后，将其安排在环境安静、温馨、独立的待产室，将插电式熏香灯置于床旁桌上,取约10ml的蒸馏水加入熏香灯上方的容器里,再滴入3滴精油(根据产妇自己的喜好),使精油香味扩散到空气中,嘱产妇平静呼吸,吸入空气中的芳香精油或在手帕、面巾纸、枕头或热毛巾上滴几滴产妇喜欢的单方精油,根据产妇需要用鼻子嗅闻。

(2)按摩法:于产妇宫口扩张到4cm时,取自觉舒适体位,将适量调配好的精油于双手掌心搓匀加以温热,然后涂抹到产妇所需按摩的地方,在产妇感觉宫缩疼痛时进行按摩,从第7颈椎棘突高度开始,依次采用推、揉、按手法沿足太阳膀胱经从上至下操作至骶尾部;在背腰部以督脉为中心向两侧分推;点按合谷、腰痛点、肩井、肾俞、命门、腰阳关、次髎、秩边、三阴交穴,每个穴位点按3s,松1s,持续5组,宫缩疼痛缓解时可停止,随着宫缩循环按摩至分娩。芳香按摩时要保持双手温暖。

(3)水疗法:滴10~12滴单方精油在产妇浴盆里进行水疗或滴3~5滴单方精油于洗脚水中进行足浴(图26-1)。

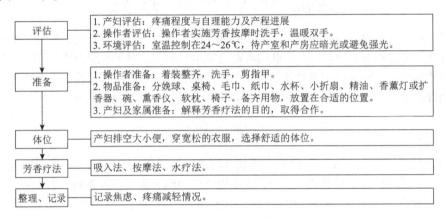

图26-1 芳香疗法操作流程

【护理评价】
1. 产妇焦虑、恐惧情况减轻。
2. 母婴平安。

【注意事项】
1. 根据安全性、功能性及产妇喜好选择合适的精油,避免出现刺激宫缩,或者导致产妇过度困乏等问题。
2. 操作者做好工作安排,如实施芳香按摩时避免在实施过程中离开,按摩前要温暖双手。
3. 在使用前先将精油稀释,避免精油直接接触眼睛。
4. 如产妇有癫痫、肾病、哮喘、高血压等疾病禁止使用芳香疗法。

【实训拓展】
选择精油时注意安全性,选择适合孕期、分娩期使用的精油,并根据功能及产妇的喜好选择。适合孕期及分娩期使用的精油:柑橘、大马士革玫瑰、柠檬、苦橙花、葡萄柚、檀香、天竺葵、罗马洋甘菊、薰衣草、乳香、茉莉。各种基础油:杏桃核仁油、甜杏仁油、玫瑰果油、橄榄油、葡萄籽油等。

(王　敏　崔丽君)

实训二十七　水　中　分　娩

水中分娩是指产妇分娩过程在水中进行,新生儿从母体娩出时浸没在水中,在熟悉的环境中舒展，重组完整的身体感觉，随后被"接住"并被轻轻地抱出水面，投入母亲怀抱的过程。

情境二十七

某孕妇，29 岁，孕 1 产 0，孕 39^{+2} 周，规律宫缩 4h，临产入院。入院检查：胎方位枕左前，先露已衔接，胎膜未破，胎心音 148 次/分，宫缩持续 35s，间歇 2～3min，产妇精神状态良好。阴道检查：宫颈软、居中，宫颈管消退 80%、容 3 指，胎头 S：0。自述宫缩疼痛难以忍受。

【护理评估】

1. 健康史　了解产妇有无皮肤病、性病、各种传染病（包括乙肝病毒携带）等，产妇有无恐水症。

2. 身体状况　评估产妇有无合并症，如心脏病、糖尿病、血液性疾病等，评估骨盆是否正常，有无胎位不正，胎儿体重是否在 3000g 左右。评估产妇休息与睡眠、饮食及大小便情况，评估产妇疼痛程度及子宫收缩情况，评估宫口扩张、胎头下降程度及是否破膜等。

3. 心理-社会状况　分娩疼痛精力和体力消耗大，评估产妇精神心理状态，有无焦虑、急躁、恐惧心理。评估产妇宫缩疼痛程度。

【主要护理诊断/问题】

1. 焦虑　与担心自己和胎儿安全有关。

2. 疼痛　与逐渐增强的宫缩有关。

3. 舒适度减弱　与子宫收缩、膀胱充盈等有关。

【护理目标】

1. 产妇情绪稳定，能配合医务人员对减轻疼痛的处理。

2. 产妇能主动参与分娩过程，采取水中分娩，提高舒适度。

3. 母婴平安。

【护理措施】

1. 保持产房环境温馨舒适　产房温度应保持在 26～28℃。提供有专门的循环供水系统、灵敏恒定的温度控制、自动净化和消毒功能的专用分娩池，水温在 37℃ 左右。

2. 产妇入水　最适宜产妇的水温是 35～37℃，入水后分娩池的分娩水位到达产妇乳房位置。入水时机：宫口开大 3～4cm，过早入水、时间过长，易引起产妇疲乏、宫缩乏力，入水前给予开塞露塞肛，常规淋浴。入水后助产士每小时监测产妇体温、脉搏、血压，每 10～15min 听诊胎心 1 次，每 30～60min 测量并记录水温。如宫缩停止或减弱，第二产程超过 1h 而无进展，胎粪污染，胎儿心动过缓/过速，产程中大出血等需离开分娩池，结束水中分娩。若产妇离开分娩池，再返回时则整个过程重新开始。

3. 新生儿出水　新生儿娩出时应全部浸没在水中，随后立即将新生儿抱出水面，新生儿头部绝对不能再次浸没在水中。胎儿娩出后，由助手把新生儿抱出水面，新生儿出生后有活力，趴在产妇的胸腹部，挤出婴儿口鼻分泌物，清理呼吸道，若脐动脉仍在搏动可实施晚断脐，新生儿无活力，需立即断脐进行抢救。

4. 胎盘剥离　第三产程通常不需要离开分娩池。水中分娩对于胎盘不仅安全且无副作用，还能减少脐带失血，促进新生儿早吸吮。如出现大出血、新生儿脐带有问题、会阴严重裂伤、产妇疲劳或发生晕厥时，产妇必须立即出水（图 27-1）。

【护理评价】

1. 母婴平安。

2. 分娩舒适感增加。

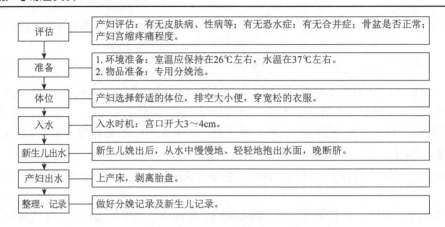

图 27-1 水中分娩操作流程

【注意事项】

1. 水中分娩仅仅是一种个人的选择，是否采用应充分尊重产妇的意见，不得以任何理由违背产妇的意愿。

2. 在分娩全过程中，应使用防水胎心监测仪密切监测胎心率。

3. 如果有陪伴者要进入分娩池加入到产妇的分娩过程中，必须先确认其没有任何传染病，并于入池前沐浴。

4. 助产人员要准备更多的利于水中分娩看护、处理和接生的用品，同时做好自身防护。

【实训拓展】

和其他分娩方式一样，在整个分娩过程中，助产士应密切监测分娩过程和胎儿健康状况，如遇紧急情况，应根据评估结果及时采取措施。

1. 当使用防水胎心监测仪测到胎儿心率下降时，应立即指导产妇改变体位，若仍不能改善，应要求产妇离开分娩池。

2. 在一些情况下，如宫缩停止或减弱，产程进展缓慢、胎心率异常、产妇出血、发热等必须终止水中分娩。

3. 若有胎粪排入水池中，会担忧新生儿吸入胎粪，应尽量避免。若出现肩难产征象，可以快速转换成手膝位以利于胎儿娩出。有时水的使用，可能更有利于紧急情况的处理。

（王　敏　崔丽君）

实训二十八　分娩镇痛仪减痛

分娩镇痛仪适用于自然分娩过程中的镇痛，通过无线数字终端连接，支持自由体位分娩，可同时有效减轻产妇在产程中的产痛，加快宫口扩张，有效缩短产程。

情境二十八

李女士，27 岁，初产妇，LOA，现宫缩强度中，持续 40～50s，间歇 2～3min，宫口开至 3cm，胎头 S：-1，产妇主诉宫缩疼痛难以忍受，要求无痛分娩。作为一名助产士，应如何为其进行分娩镇痛仪减痛？

【护理评估】

1. **健康史**　了解产妇受教育情况、社会经济状况、婚姻、个性特征、家庭关系及孕产史，评估对分娩相关知识的了解程度，了解参与产前教育情况。

2. 身体状况　评估产妇休息与睡眠、饮食及大小便情况，评估产妇疼痛程度及子宫收缩情况，评估宫口扩张及胎头下降情况，评估产妇是否有心悸、血压升高、呼吸加快等情况。

3. 心理-社会状况　评估产妇是否坐立不安，对分娩缺乏信心，评估产妇与主要照护者及配偶的关系。

【主要护理诊断/问题】

1. 焦虑　与疼痛及担心分娩是否顺利有关。

2. 应对无效　与不能有效运用应对疼痛技巧有关。

【护理目标】

1. 产妇表述疼痛程度减轻，舒适感增加，对阴道分娩有信心。

2. 产妇积极运用有效的应对技巧。

3. 产妇情绪稳定，对分娩有信心。

【护理措施】

1. 提供舒适、安静的环境，温度 26～28℃，根据产妇需求准备分娩镇痛仪。

2. 实施

（1）宫口开大 2～3cm，疼痛达到视觉模拟评分法（VAS）6 级以上，产妇迫切需求镇痛时开始使用，第二产程结束后停止使用，控制面板见图 28-1，仪器外观见图 28-2。

（2）开机：按下控制面板上右侧"开关"键，随后进入主操作界面，直接点击"启动"键，输入产妇基本信息，点击确认。注：随后主机自动生成阵痛参数曲线图。

（3）无线终端接收器的使用方法

1）电极传导线插入终端接口，理顺电极传导线，小理疗电极片连接通道 1 输出线（与手部的小传导贴连接，连接前将每组线从中间分为两对，避免交叉），大理疗电极片连接通道 2 输出线，与腰骶部的大传导贴连接。

2）用酒精棉片清洁产妇皮肤，粘贴理疗电极片。

3）打开无线终端接收器开关，进入界面，按"启动"键（默认强度 Lv 闪烁），按"通道 1""通道 2"键（状态 ST 由"－－"变成"＋＋"），按"＋""－"键调节强度。

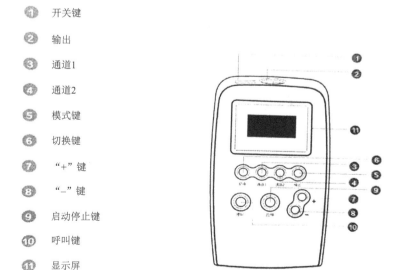

➊	开关键
➋	输出
➌	通道1
➍	通道2
➎	模式键
➏	切换键
➐	"+"键
➑	"-"键
➒	启动停止键
➓	呼叫键
⑪	显示屏

图 28-1　控制面板

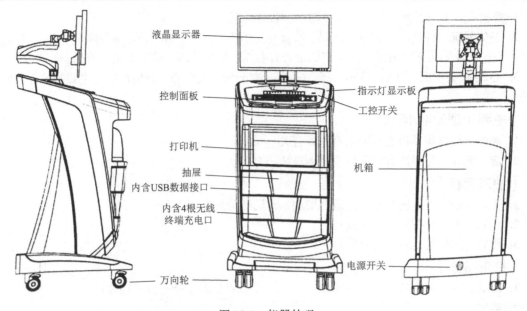

图 28-2 仪器外观

4）产妇宫缩时递增：产妇耐受的强度会随着使用时间递增，输出强度的调节仅以产妇舒适为标准，宫缩时递增到产妇当时的最大耐受值（手上参考值为 6～15，腰上参考值为 15～40，耐受的输出强度因人而异）。

5）更换方法及时机：①方法：按模式键，强度 Lv 闪烁（将状态"–"变为"＋＋"时，使用加号键调节强度），同理，按模式键脉宽"PW"闪烁，可在 1～10 之间调节，本机默认脉宽为第三挡；更换模式直接按切换键，可在 1、2、3、4、5 五种模式之间转换。②时机：产妇觉得该模式不舒服；使用 15min 后，产妇反馈镇痛效果不明显。

（4）理疗电极片的粘贴位置（图 28-3）

1）腰部：产妇取坐位，取臀裂顶点作水平线，脊柱为纵轴，左右各旁开 1 横指，粘贴第一组理疗电极片；垂直上移一横指，以脊柱为纵轴左右各旁开 2 横指，粘贴第二组理疗电极片。注：必须将相同颜色粘于同一水平线，勿交叉粘贴。

2）手臂：取左手桡神经虎口部、腕横纹向心 2 横指处、肘横纹下 2 横指处，三个部位任选两处粘贴即可；右手臂粘贴方法一样。

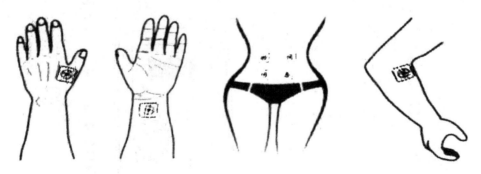

图 28-3 电极片的粘贴位置

图中阴影部分代表粘贴位置

（5）理疗电极片使用方法：使用前用酒精棉球擦净，不得用于皮肤破损处；粘贴后轻按平整，确保传导贴与皮肤充分接触；用毕，应放于医疗垃圾处；发现胶层脱落、黏性丧失、刺激减轻时，应及时更换新的；理疗电极片为一次性使用，保质期为 1 年。

（6）关机：按下操作界面"停止"键，点击退出，关闭显示屏开关（图 28-4）。

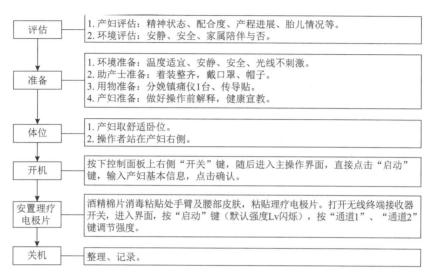

评估	1.产妇评估：精神状态、配合度、产程进展、胎儿情况等。 2.环境评估：安静、安全、家属陪伴与否。
准备	1.环境准备：温度适宜、安静、安全、光线不刺激。 2.助产士准备：着装整齐，戴口罩、帽子。 3.用物准备：分娩镇痛仪1台、传导贴。 4.产妇准备：做好操作前解释，健康宣教。
体位	1.产妇取舒适卧位。 2.操作者站在产妇右侧。
开机	按下控制面板上右侧"开关"键，随后进入主操作界面，直接点击"启动"键，输入产妇基本信息，点击确认。
安置理疗电极片	酒精棉片消毒粘贴处手臂及腰部皮肤，粘贴理疗电极片。打开无线终端接收器开关，进入界面，按"启动"键（默认强度Lv闪烁），按"通道1"、"通道2"键调节强度。
关机	整理、记录。

图 28-4　分娩镇痛仪减痛操作流程

【护理评价】

1. 产妇情绪稳定，积极配合。

2. 产妇休息充分，疼痛减轻。

【注意事项】

1. 严格按照仪器的操作说明来操作。

2. 仪器不使用时请关掉电源开关。

3. 仪器运行过程中，不要随意拉扯和仪器相连的各类导线。

4. 防腐蚀、防热，保持通风的环境。

5. 刺激器不得与高频设备/微波设备同时用于患者治疗。

6. 理疗电极片不能粘贴于人体胸部用于治疗。

【实训拓展】

低频外周神经和肌肉刺激器基本参数：额定负载阻抗：500Ω±25Ω；脉冲波形：对称双向脉冲波。正常的工作条件：温度为-10～40℃；湿度为 20%～75%；电源电压为 220V±22V，频率为50Hz±1Hz。

（王　敏　崔丽君）

实训二十九　分娩球的使用

分娩球是指专门为产妇设计的橡胶材质球体，又称理疗球。产妇可以在产前、产时、产后在专业人员的指导下利用分娩球进行有氧运动，达到减轻不适、加速产程、促进自然分娩及产后恢复的目的。

情境二十九

孕妇王女士，29 岁，孕 39^{+2} 周，孕 1 产 0，LOA，无妊娠合并症。临产 6h，现宫口开大 2cm，未破膜，宫缩间隔 3～4min，持续 45s，产妇希望能顺利经阴道分娩，但感觉腰背部疼痛明显，向助产士寻求非药物分娩减痛及促进产程进展的方法。

【护理评估】

1. 健康史 评估产妇有无高血压、心脏病等合并症和前置胎盘、脐带脱垂等并发症，排除分娩球使用禁忌证。

2. 身心状况 评估产妇精神状态、产程进展情况、宫缩情况、胎心音情况，评估胎方位是否正常。

3. 心理-社会状况 评估产妇是否了解分娩球相关知识，评估产妇疼痛程度及心理状态。

【主要护理诊断/问题】

1. 疼痛 与逐渐增强的宫缩有关。

2. 舒适度减弱 与子宫收缩、胎方位不正有关。

3. 焦虑 与担心自己和胎儿安全有关。

【护理目标】

1. 产妇能恰当应对分娩疼痛。

2. 产妇能主动参与分娩过程，运用分娩球提高舒适度。

3. 产妇情绪稳定，对分娩有信心。

【护理措施】

1. 提供舒适、安静的环境，产房温度适宜，以 26～28℃为宜，光线柔和，避免刺激性光源，播放轻缓柔和的音乐，避免尖锐物件刺破分娩球，避免在光滑地面使用。检查分娩球有无漏气，充气口朝向侧边，分娩球充盈程度适宜。

2. 应用分娩球

（1）根据产妇身高进行分娩球的选择：身高在 160cm 以下，选用直径 55～65cm 的分娩球；身高在 160～170cm，选用直径 65～75cm 的分娩球；身高在 170cm 以上，选用直径 75～85cm 的分娩球。

（2）不同体位分娩球使用（图 29-1）技术指导

1）坐姿：于宫缩间歇期，扶产妇骑坐于分娩球上，重心靠近球后 2/3，上身与大腿成 90°，双腿张开撑地，保持脊柱直立，小腿与地面成 90°，两脚放在前方，两脚间距离为 60～70cm，两腿之间成 90°，双足踩实地面。陪伴者在产妇身后或者身前保护，利用腰肌前后左右摇摆髋部、顺时针及逆时针旋转运动或上下震荡，利用重力作用和骨盆运动帮助胎儿在产道内下降和旋转。

2）跪姿：协助产妇跪于瑜伽垫/床上，两膝盖戴护膝，将分娩球放于胸前，双臂环抱住分娩球，保持腹部任何状态下不受挤压，保持前倾体位，上身、头部靠在分娩球上，利用分娩球作支撑，带动身体前后移动、左右摇摆髋关节运动，利于枕后位转成枕前位。

3）站姿：放分娩球于床上，协助产妇站着趴在分娩球上，两脚分开成 45°角，利用分娩球作支撑，带动身体前后、左右、顺时针及逆时针旋转运动，也可做摇摆骨盆运动。利用重力和打开骨盆，帮助胎儿在产道内下降和旋转（图 29-2）。

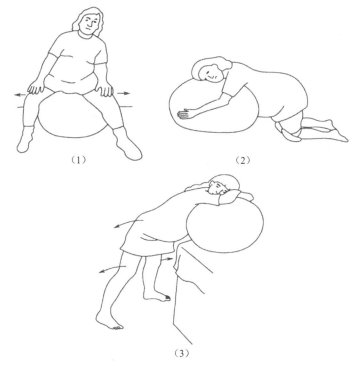

（1）　　　　　　　　（2）

（3）

图 29-1　不同体位分娩球的使用

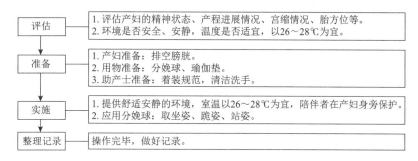

评估	1.评估产妇的精神状态、产程进展情况、宫缩情况、胎方位等。 2.环境是否安全、安静，温度是否适宜，以26～28℃为宜。
准备	1.产妇准备：排空膀胱。 2.用物准备：分娩球、瑜伽垫。 3.助产士准备：着装规范，清洁洗手。
实施	1.提供舒适安静的环境，室温以26～28℃为宜，陪伴者在产妇身旁保护。 2.应用分娩球：取坐姿、跪姿、站姿。
整理记录	操作完毕，做好记录。

图 29-2　分娩球使用操作流程

【护理评价】

1. 产妇积极配合，疼痛减轻。

2. 产妇情绪稳定，产程进展顺利。

【注意事项】

1. 使用分娩球前一定要检查充气量，根据产妇身高选择合适大小的分娩球。

2. 固定分娩球，避免球体滚动。

3. 适时指导进食和大小便。

4. 每个体位持续时间以 10～15min 为宜，以产妇感觉舒适为度。

5. 使用分娩球时严密监测胎心变化并记录。

6. 初产妇宫口开大 7～8cm（经产妇 4cm）时停止。

【实训拓展】

产妇最初几次坐于分娩球上可能会坐不稳，此时可扶着床沿或助产士，直到感觉完全平稳，确保产妇能控制住分娩球，不让分娩球滚动而造成危险。使用分娩球时，产妇可闭目养神、倾听音乐或听取助产士讲解有关分娩知识，助产士主动询问产妇感受，解答产妇心中疑虑，适时指导其进食和排空膀胱，并严密监测宫缩和胎心情况，初产妇宫口开大 7～8cm，经产妇宫口开大 4cm 将其送入产房。

（王　敏　崔丽君）

实训三十　会阴阻滞麻醉与局部浸润麻醉

会阴侧切或会阴阴道撕裂修复前应行麻醉，会阴阻滞麻醉与局部浸润麻醉是指将局部麻醉药注入阴道黏膜、会阴、直肠括约肌内，满意的麻醉效果和产妇的配合对良好的暴露和正确的修复非常重要。

情 境 三 十

王女士，29 岁，孕 39^{+2} 周，胎儿双顶径 98mm，胎儿估重（3760 ± 500）g，胎心音正常。11h 前临产，第一产程进展顺利，75min 前宫口开大 10cm，宫缩间隔 1～2min，持续 50s，现胎头拨露，胎头可触及 3cm×3cm 的产瘤，助产士备齐物品，准备助产。该如何为此产妇行会阴阻滞麻醉与会阴侧切术？

【护理评估】

1. 健康史　评估产妇孕产次、孕周，有无高血压、心脏病等合并症。

2. 身心状况　评估产妇产程进展、宫缩情况、会阴情况及胎儿胎心情况，有无使用会阴阻滞麻醉/局部浸润麻醉的禁忌证等。

3. 心理-社会状况　评估产妇是否了解麻醉相关知识，评估产妇疼痛程度及心理状态。

【主要护理诊断/问题】

1. 焦虑　与疼痛有关。

2. 知识缺乏　与缺乏会阴部麻醉相关知识有关。

【护理目标】

1. 产妇情绪稳定，疼痛缓解，积极配合。

2. 顺利实施麻醉，无并发症发生。

【护理措施】

1. 提供安全、安静的环境，室温控制在 25～28℃，光线柔和，避免刺激性光源，减少产妇的恐惧。保护产妇隐私，关闭门窗，减少人员走动。

2. 操作前向产妇及家属解释麻醉的目的、过程，取得同意与配合。

3. 实施麻醉

（1）使用 20ml 注射器抽取 2% 利多卡因 10ml 加生理盐水 10ml 按 1:1 比例配制，连接穿刺针，排尽注射器内空气。

（2）用聚维酮碘消毒麻醉区皮肤。以穿刺点为中心，由内向外消毒皮肤，直径＞10cm。

（3）会阴阻滞麻醉：术者一手示指、中指伸入阴道，触及坐骨棘作为指示点，另一手持注射器，取坐骨结节与肛门连线中点处，于宫缩间歇时进针，先注一皮内小丘，然后在阴道内手指的指引下，朝向坐骨棘方向穿刺达坐骨棘内侧，即阴部神经经过部位，当针穿过骶棘韧带时会产生突破感，为穿刺成功标志。回抽注射器，如无回血，注入麻醉药 10ml，然后一边退针一边继续注入剩下的麻醉药（图 30-1）。

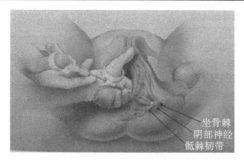

图 30-1　经阴道的阴部神经阻滞麻醉

（4）会阴局部浸润麻醉：术者一手示、中指伸入阴道置于胎头与阴道壁中间，另一只手持注射器在拟切开部位，针头皮下进入 4~5cm，在注射前回抽注射器，如无回血，在针头退回的同时连续注入麻醉药 5ml。然后向同侧方向的会阴体、皮下及阴道前庭黏膜下做扇形注射，注射麻醉药量为 5ml。

（5）穿刺过程中须防止针头穿过阴道刺伤胎儿头皮（图 30-2）。

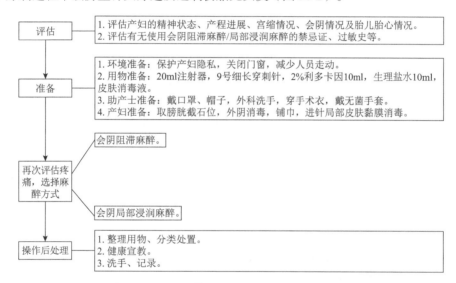

图 30-2　会阴阻滞麻醉和局部浸润麻醉操作流程

【护理评价】

1. 产妇积极配合，麻醉顺利。

2. 产妇情绪稳定，疼痛减轻。

【注意事项】

1. 注意观察并发症：①发生药物变态反应，按照药物过敏进行处理；②局麻药被直接注入血管内，引起药物中毒，需对症处理；③腰大肌后和臀大肌下脓肿、阴道和坐骨直肠窝血肿。

2. 操作者必须按规定执行局部麻醉药的剂量，选用毒性最低的麻醉药，每次用注射器注药之前，必须常规回抽活塞证实无血回流方可注药，切忌将局部麻醉药注入血管或胎儿头皮。

3. 针头穿刺时应找准部位一次成功，避免反复穿刺引起血肿、感染等并发症。

4. 当临床上发现局部麻醉药毒性反应的早期症状如头晕、耳鸣时应立即停止给药。如发生惊厥时应注意保护产妇，以防发生意外损伤，同时吸氧及进行辅助呼吸，立即呼叫麻醉医师，并遵医嘱静脉注射地西泮 10ml，维持血流动力学稳定。

5. 操作前应向产妇做好解释以取得配合，详细询问有无麻醉药物过敏史。

【实训拓展】

阴部神经阻滞是将麻醉药注入阴部神经结周围，阻断其冲动向中枢传导，达到镇痛效果，适用于会阴切开术、会阴裂伤修补术及阴道手术助产前，可单独使用，也可与会阴局部浸润麻醉方法联合使用；会阴局部浸润麻醉则是将麻醉药注入欲行会阴切开部位的皮肤及皮下组织，阻断神经末梢冲动向中枢传导，达到镇痛效果，适用于较表浅的会阴裂伤修补术、会阴切开术或其他麻醉方式效果不佳时的补充麻醉。硬膜外分娩镇痛是目前产程中运用最为广泛的药物镇痛方法，通过局部麻醉药作用于身体特定区域产生感觉阻滞达到镇痛的效果。

（张秀华　崔丽君）

实训三十一　产道损伤修补术

产道损伤修补术即分娩后对会阴切口或撕裂伤进行修补的技术。包括会阴切开及缝合术、宫颈裂伤修补术、会阴阴道损伤修补术。

情境三十一

王女士，29岁，孕1产0，妊娠39^{+2}周。规律性宫缩1h急诊入院。入院查体：宫口开大6cm，胎儿双顶径95mm，胎儿估重（3560±450）g，头盆评分8分，胎心音142次/分，宫缩持续1min，间断1～2min，产程进展迅速，临产2h宫口开大10cm，助产士备齐用物、准备助产，宫口开全后25min胎头娩出，5min后胎盘娩出，并伴有鲜红色血液流出，量约50ml。如何指导该产妇配合分娩？分娩过程应注意什么？分娩后应评估哪些方面？

【护理评估】

1. 健康史　评估产妇的精神状态及生命体征。

2. 身体状况　评估产妇生命体征及有无面色苍白、出冷汗、寒战、烦躁不安等，询问产妇有无头晕、心慌、乏力、肛门坠胀感等。评估产妇阴道出血量，有无宫颈裂伤、阴道裂伤及会阴裂伤情况等。

3. 心理-社会状况　评估产妇心理状态、询问产妇是否疲倦，评估家人对产妇的关心和照护程度。

【主要护理诊断/问题】

1. 疼痛　与会阴切口疼痛有关。

2. 焦虑　与担心自身生命安危有关。

3. 潜在并发症　与产后出血有关。

【护理目标】

1. 无产后出血的发生。

2. 会阴伤口愈合良好。

【护理措施】

1. 提供舒适、安静环境，保护产妇隐私，产妇取利于缝合伤口的舒适卧位，产房温度适中，以26～28℃为宜，无影灯聚光好。

2. 提供心理支持，给予心理护理。

3. 实施

（1）宫颈裂伤评估

1）阴道拉钩扩开阴道，用宫颈钳或两把卵圆钳钳夹宫颈，并向下牵拉使之充分暴露。

2）直视下用卵圆钳循序交替，按顺时针或逆时针方向依次检查宫颈一周。

（2）宫颈裂伤缝合

1）发生裂伤处，将两把卵圆钳夹于裂口两侧，在裂伤的顶端 0.5～1cm 处，用 2-0 可吸收线向宫颈外口连续或间断缝合，打结的松紧程度以刚好控制出血和对合组织为宜。

2）宫颈环形脱落伴活动性出血，可用 2-0 可吸收线横向间断缝合止血。

3）宫颈撕裂伴阴道穹隆部裂伤，或宫颈撕裂向上延伸超过宫颈阴道部不能显露撕裂顶端，及时启动高年资经验丰富医师救治，按子宫破裂行剖腹探查，在直视下处理高位撕裂。

（3）会阴裂伤评估：术者应仔细检查会阴、小阴唇内侧、尿道口周围、阴道、阴道穹隆有无裂伤，有裂伤时应立即缝合。Ⅰ度裂伤：仅累及会阴皮肤及阴道黏膜的裂伤，一般出血不多。Ⅱ度裂伤：裂伤深达会阴体肌层，并累及阴道后壁黏膜，或沿侧沟向上延伸，出血较多，会阴皮肤、黏膜、肌肉裂伤，但肛门括约肌是完整的。Ⅲ度裂伤：裂伤累及肛门外括约肌，会阴皮肤、黏膜、会阴体完全裂伤，多伴有直肠壁裂伤。Ⅳ度裂伤：指肛门、直肠和阴道完全贯通，直肠肠腔外露，组织损伤严重，出血量可不多。

（4）会阴裂伤缝合

1）Ⅰ度裂伤：用 3-0 可吸收线做皮内缝合。当阴道黏膜裂伤时，则用 2-0 可吸收线间断或连续缝合。

2）Ⅱ度裂伤：需逐层进行；用 2-0 可吸收线间断或连续缝合阴道黏膜及黏膜下组织，第一针应超过裂口顶端 0.5～1cm，避免回缩的血管持续出血。再用 2-0 可吸收线间断、"8"字缝合或连续缝合裂伤的会阴体深部肌层。

3）Ⅲ度、Ⅳ度裂伤：重点在于恢复组织解剖结构，促进功能康复。充分显露裂伤部位，彻底清洁会阴黏膜及直肠两侧间隙。用 2-0 可吸收线由裂口顶端上 0.5～1cm 处开始，间断内翻缝合直肠前壁黏膜下层（勿穿过直肠黏膜层）。再间断内翻缝合直肠肌层及筋膜加固。用 Allis 钳夹两侧挛缩的肛门括约肌断端，尽可能完整拉出，用 7 号丝线、1-0 或 2-0 可吸收线行端端缝合或重叠缝合，再将两侧肛提肌相对缝合覆盖在直肠壁上，建立会阴体；2-0 可吸收线间断缝合裂伤的阴道黏膜、会阴皮下组织。

4）前庭球、阴道海绵体或尿道口旁的裂伤有时会引起较多的出血，可用小圆针细线间断缝合，或再辅以兜吊"丁"字带压迫止血。

5）直肠评估：缝合后应常规行肛门指诊以确认无缝线穿透直肠壁，若有缝线穿透，应当立即拆除，重新缝合。

（5）缝合后处理：取出阴道内尾纱，检查缝合处有无血肿或出血，常规肛门指诊，检查有无肠线穿透直肠黏膜。清点助产器械，注射器针头、穿刺针、缝针对数无误后放入锐器盒，整理用物，协助产妇取舒适的体位。

4. 术后护理

（1）保持外阴清洁，取侧切口对侧卧位，术后 5d 内，每次便后行会阴冲洗，勤换护垫。

（2）外阴伤口水肿、疼痛严重者，以 95% 乙醇湿敷或 50% 硫酸镁热敷或局部理疗。

（3）术后每日检查伤口，了解有无感染征象，指导产妇进行会阴伤口护理。

【护理评价】

1. 产妇生命体征平稳，会阴伤口缝合后无感染发生。

2. 会阴伤口Ⅰ级愈合。

【注意事项】

1. 如果会阴裂伤较深，为避免缝线穿透直肠，将左手示指深抵裂伤的基底，靠指尖感觉，体会缝合深度，使缝针紧贴该手指通过，以达到既不穿透直肠壁，又能确实缝到裂伤的基底而不留死腔，但此法应小心谨慎，避免发生针刺伤。

2. 缝合完毕后，应仔细检查缝合区域，以确保止血。

3. 常规直肠指诊，检查直肠黏膜的完整性。

4. 常规消毒，严格无菌操作（图 31-1）。

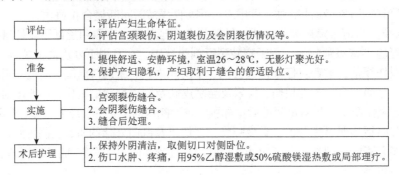

图 31-1　产道损伤修补术操作流程

【实训拓展】

1. 宫颈撕裂不管大小及相应类型均应进行缝合修复，必要时进行开腹修补。

2. 腹膜后的撕裂伤及子宫动静脉或分支，引起严重的出血或阔韧带血肿时，应剖腹探查。

（王　敏　崔丽君）

第三章　产褥期及母婴同室的护理

学 习 目 标

● **知识目标**
1. 掌握产褥期妇女及母婴同室的日常保健护理。
2. 熟悉产褥期常用操作技术。
3. 了解产褥期护理相关进展。

● **能力目标**
1. 能根据产褥期妇女的实际情况提供正确、有效的护理措施。
2. 能根据临床情境正确实施相关护理操作，如产后会阴冲洗、会阴伤口与恶露评估、乳房护理、母乳喂养技术、产后康复运动指导、乳房平坦和凹陷的指导、产后宫缩评估及子宫底按摩。

● **素质目标**
1. 能将人文关怀体现在产褥期及母婴同室护理操作技术的全过程和护理服务的每一个环节。
2. 能根据产妇自身特点和临床情境提供个性化的心理护理。

案 例 导 入

张女士，26岁，足月阴道分娩一女婴，女婴出生后无特殊情况，体重3300g，Apgar评分为10分，产后2h，阴道流血250ml。

体格检查：T 36.5℃，P 91次/分，R 20次/分，BP 125/82mmHg，体重72.5kg。意识清醒，查体合作。宫底偏左达脐上3指，子宫较软，按压宫底流出血块约150ml。会阴呈现Ⅰ度裂伤，乳房存在先天性乳头凹陷（Ⅱ度）。

实训三十二　产后会阴冲洗

情境三十二

张女士，26岁，足月顺产后24h，会阴Ⅰ度裂伤。会阴部血性恶露排出量较多，请助产士遵医嘱行会阴冲洗。

【护理评估】
1. 健康史　既往体健，月经规律，经量正常，无痛经史。孕1产1，顺产分娩。
2. 身体状况　会阴部有无异味、分泌物。有无皮肤黏膜破损、会阴肿胀、炎症和切口或留置尿管。
3. 心理-社会状况　产妇表情放松，配合操作。

【主要护理诊断/问题】
感染　与会阴部排出血性恶露有关。

【护理目标】
1. 产妇外阴清洁，自觉舒适。
2. 产妇会阴伤口无感染。

【护理措施】

1. 评估产妇及会阴情况 评估产妇的活动度、心理状态、会阴伤口情况，根据情况进行会阴冲洗（图 32-1）。

2. 休息 注意休息，保证睡眠，每日休息不少于 10h，以舒适体位为准。

3. 心理护理 做好会阴伤口愈合情况讲解，避免发生紧张、焦虑等不良情绪。

4. 健康教育 指导产妇多饮水，勤排尿，勤更换卫生护垫。

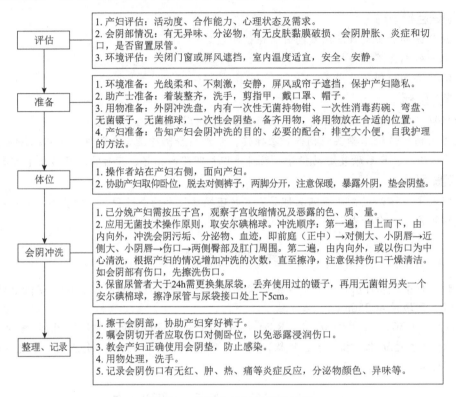

图 32-1 产后会阴冲洗操作流程

【护理评价】

1. 产妇无自觉不适。

2. 产妇会阴愈合良好，未发生感染情况。

【注意事项】

1. 注意保护产妇隐私。

2. 冲洗时应掌握由上而下、由里向外，不可颠倒或反复，会阴部如有伤口，应以伤口为中心向外冲洗，擦过肛门的棉球及镊子均不可再用，应用无菌物品和无菌技术操作。

3. 注意膀胱充盈及伤口情况，如有水肿可用 50%硫酸镁湿热敷，或用 95%乙醇湿敷。

【实训拓展】

正常情况下，女性应尽量用清水冲洗外阴，但尽量避免将清水灌入阴道内，外阴清洁 1～2 次/天为宜，最好用温水冲洗。洗净双手，从前往后清洁外阴，再洗大、小阴唇，最后洗肛门及周围。

（郭洪花）

实训三十三　会阴伤口与恶露评估

情境三十三

胡太太，28 岁，已婚。凌晨 3 点顺利分娩一足月男婴，体重 3300g，出生 Apgar 评分为 10 分，产后 2h 阴道流血 250ml，送返爱婴区，进食后入睡。助产士 7 点查房，准备交班，应该从哪些方面去评估？怎样评估？

【护理评估】

1. 健康史　既往体健，月经规律，经量正常，无痛经史。孕 1 产 1。

2. 身体状况　明确胎儿娩出时间，观察面部、口唇及甲床颜色，是否进食、排尿，产妇精神状态及有无并发症，用药情况。

3. 心理-社会状况　产妇表情紧张，配合检查，由家属陪伴。

【主要护理诊断/问题】

潜在并发症：产后大出血。

【护理目标】

及时发现产后出血和异常情况。

【护理措施】

1. 产妇评估　评估产妇的生命体征及面部、口唇、甲床颜色，评估产妇会阴及恶露情况（图 33-1）。

2. 休息　注意休息，保证睡眠，每日休息不少于 10h。

3. 健康教育　指导产妇自行觉察身体状况，若有不适呼叫护士。

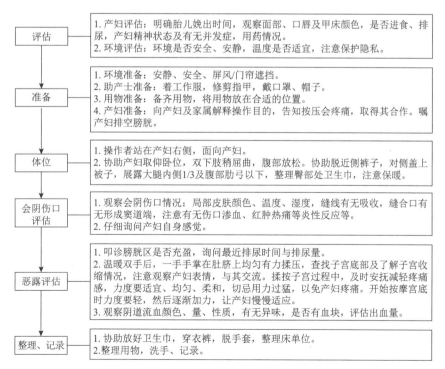

图 33-1　会阴伤口与恶露评估操作流程

【护理评价】

1. 产妇未出现产后大出血。

2. 产妇自觉产后无不适症状。

【注意事项】

1. 产后 1h 内每 15min，产后 2h 内每 30min 检查一次宫缩、宫高、阴道流血情况。

2. 观察生命体征、排尿及排便情况，建议产后 4h 内首次排尿，以免尿潴留影响子宫收缩。

3. 产后 24h 内，禁止热敷子宫，以免使子宫肌肉松弛发生出血。

4. 若发现恶露时间过长、量增多或有异味，及时配合医师处理，必要时留标本送检。

5. 会阴伤口的评估，助产士应进行随访，查看伤口愈合情况，对于愈合情况不良的产妇积极寻找原因，避免伤口发生二次缝合情况。

【实训拓展】

恶露：

（1）正常情况：正常恶露有血腥味，但无臭味，持续 4～6 周，总量为 250～500ml，个体差异较大，血性恶露持续 3～4d，逐渐转为浆液性恶露，约 2 周后变为白色恶露，约持续 3 周干净。

（2）异常情况：①如阴道流血量多或胎盘粗糙，提示宫缩乏力或胎盘残留导致产后出血；②如阴道流血量不多，但子宫收缩不良，宫底上升，提示宫腔内有积血；③宫缩良好，但有鲜红色血液持续流出，提示有软产道损伤；④恶露有臭味，提示有宫腔感染的可能。

（郭洪花）

实训三十四 乳 房 护 理

情境三十四

张女士，25 岁，已婚，昨日顺利分娩一足月男婴。男婴出生无特殊情况，现一般情况良好，无异常发现。该母亲进行母乳喂养后，作为助产士，如何指导母亲正确进行乳房护理？

【护理评估】

1. 健康史 既往体健，月经规律，经量正常，无痛经史。孕 1 产 1。

2. 身体状况 ①全身评估；②乳房情况：乳房的类型，乳汁的质和量，乳房有无红肿、硬块、肿胀，乳头有无皲裂等；③心理状况：有无担忧、自卑等；④对母乳喂养的认知程度等。

3. 心理-社会状况 产妇表情紧张，配合操作，由家属陪伴。

【主要护理诊断/问题】

乳房疼痛 与乳腺疏通不良有关。

【护理目标】

产妇乳房无不适症状。

【护理措施】

1. 评估产妇状态 在评估产妇全身状况的基础上，具体评估产妇乳房情况，进行乳房护理（图 34-1）。

2. 心理护理 关注产妇心理状态，避免其产生紧张、焦虑的负面情绪。

3. 健康教育 告知产妇日常乳房护理的必要性及实际操作方法。

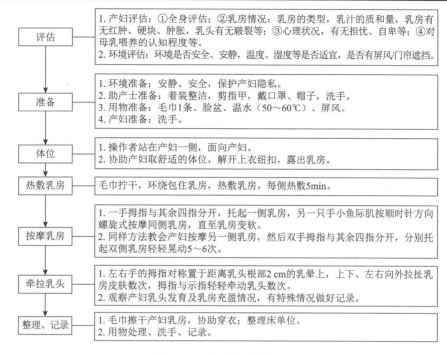

评估	1. 产妇评估：①全身评估；②乳房情况：乳房的类型，乳汁的质和量，乳房有无红肿、硬块、肿胀，乳头有无皲裂等；③心理状况，有无担忧、自卑等；④对母乳喂养的认知程度等。 2. 环境评估：环境是否安全、安静，温度、湿度等是否适宜，是否有屏风门帘遮挡。
准备	1. 环境准备：安静、安全，保护产妇隐私。 2. 助产士准备：着装整洁，剪指甲，戴口罩、帽子，洗手。 3. 用物准备：毛巾1条、脸盆、温水（50～60℃）、屏风。 4. 产妇准备：洗手。
体位	1. 操作者站在产妇一侧，面向产妇。 2. 协助产妇取舒适的体位，解开上衣纽扣，露出乳房。
热敷乳房	毛巾拧干，环绕包住乳房，热敷乳房，每侧热敷5min。
按摩乳房	1. 一手拇指与其余四指分开，托起一侧乳房，另一只手小鱼际肌按顺时针方向螺旋式按摩同侧乳房，直至乳房变软。 2. 同样方法教会产妇按摩另一侧乳房，然后双手拇指与其余四指分开，分别托起双侧乳房轻轻晃动5～6次。
牵拉乳头	1. 左右手的拇指对称置于距离乳头根部2 cm的乳晕上，上下、左右向外拉扯乳房皮肤数次，拇指与示指轻轻牵动乳头数次。 2. 观察产妇乳头发育及乳房充盈情况，有特殊情况做好记录。
整理、记录	1. 毛巾擦干产妇乳房，协助穿衣；整理床单位。 2. 用物处理、洗手、记录。

图 34-1 乳房护理操作流程

【护理评价】

产妇乳房正常、无不适症状。

【注意事项】

1. 避免强力挤压乳房。

2. 热敷水温不宜过高，避免烫伤。

3. 乳头和乳晕部位清洁到位。

4. 先热敷再按摩乳房，按摩时注意按顺时针方向进行。

5. 操作过程中注意健康宣教，实施人文关怀。

【实训拓展】

1. 分娩前乳房护理 这时期乳房护理的主要目的是增强孕妇乳房护理的相关知识，使其尽量处在较好的健康状态，避免在分娩后因乳腺或乳房护理不到位而产生不适，奠定为新生儿进行母乳喂养的良好基础。处理：①乳房养护；②乳头护理；③疏通乳腺导管；④乳头平坦或扁平的护理。

2. 分娩后乳房护理 ①一般护理；②乳头皲裂护理；③腺管堵塞/乳腺炎护理。

（郭洪花）

实训三十五 母乳喂养技术

情境三十五

张女士，25 岁，已婚，昨日顺利分娩一足月男婴，母亲现一般情况良好，未发现异常。男婴出生无特殊情况，现一般情况良好，无异常发现。该母亲能否进行母乳喂养？作为助产士，应该从哪些方面去评估？如何指导母亲正确进行母乳喂养？

【护理评估】

1. 健康史 既往体健，月经规律，经量正常，无痛经史。孕1产1。

2. 身体状况 产妇评估：①全身评估；②乳房情况：乳房的类型，乳汁的质和量，乳房有无红肿、硬块、肿胀，乳头有无皲裂等；③对母乳喂养的知识和技能的认知情况。新生儿评估：分娩方式、出生情况和身体状况（图35-1）。

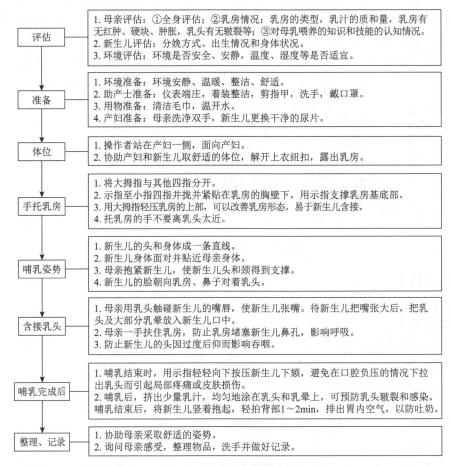

图 35-1　母乳喂养操作流程

3. 心理-社会状况 产妇表情放松，配合操作，由家属陪伴。

【主要护理诊断/问题】

母乳喂养无效　与缺乏母乳喂养相关技能和知识有关。

【护理评价】

产妇能够正确并有效地进行母乳喂养。

【注意事项】

1. 做到早接触、早吮吸、母婴同室。

2. 哺乳原则是按需哺乳。哺乳的时间及频率取决于新生儿的需要和母亲奶胀的情况。

3. 每次哺乳，应两侧乳房交替，一侧乳房吸空后再吸吮另一侧。

4. 患乳腺炎时，可酌情进行母乳喂养；若有乳房肿胀时，应用吸乳器吸出乳汁。

5. 切忌用肥皂、乙醇等刺激性物品清洗乳房，以免引起局部皮肤干燥、皲裂。

6. 睡觉时注意不要让乳房受压，要坚持夜间哺乳。

7. 哺乳期间母亲应佩戴合适的棉质胸罩，起支托乳房和改善乳房血液循环的作用。

8. 不可随便给新生儿添加水及其他饮料。

9. 乳汁确实不足时，应及时补充配方奶。

10. 哺乳期间慎用药物。

【实训拓展】

乳头皲裂是哺乳期乳头发生的浅表溃疡。常在哺乳的第 1 周发生，初产妇多于经产妇。轻者仅乳头表面出现裂口，甚者局部渗液渗血，日久不愈反复发作易形成小溃疡，处理不当又极易引起乳痈。特别是哺乳时往往有撕心裂肺的疼痛感觉，令患者坐立不安，极为痛苦。发生这种情况可能是孩子在吸乳时咬伤乳头，或由其他损伤而引起。

为防止乳头皲裂，母亲应做到以下几点：

（1）哺乳时应尽量让新生儿吸吮住大部分乳晕，是预防乳头皲裂最有效的方法。

（2）每次哺乳时间以不超过 20min 为宜，如果乳头无限制地被含在新生儿口腔中易损伤乳头皮肤，而且新生儿口腔中细菌可通过破损的皮肤导致乳房感染。

（3）哺乳完毕，避免在口腔负压的情况下拉出乳头而引起局部疼痛或皮肤损伤。

如已发生乳头破裂，哺乳前应先热敷乳房，按摩并挤出少量乳汁使乳晕变软。可采用下述方法以减轻乳头的疼痛和促使皲裂的愈合：

1）哺乳时应先在疼痛较轻的一侧乳房开始，以减轻对另一侧乳房的吸吮力，并让乳头和一部分乳晕含吮在新生儿口内，以防乳头皮肤皲裂加剧。

2）交替改变哺乳时的抱婴位置，以便吸吮力分散在乳头和乳晕四周。

3）勤哺乳，以利于乳汁排空，乳晕变软，利于新生儿吸吮。

4）在哺乳后挤出少量乳汁涂在乳头和乳晕上，短暂暴露和干燥乳头。

5）哺乳后穿戴宽松内衣和胸罩。

6）如果乳头疼痛剧烈或乳房肿胀，新生儿不能很好地吸吮乳头，可暂时停止哺乳 24h，但应将乳汁挤出，用小杯或小匙喂养新生儿。

（郭洪花）

实训三十六 产后康复运动

情境三十六

张女士，25 岁，已婚。昨日顺利分娩一足月男婴，母亲现一般情况良好，未发现异常。该母亲能否进行凯格尔（Kegel）运动？作为助产士，应该从哪些方面去评估？如何指导产妇进行凯格尔运动？

【护理评估】

1. **健康史** 既往体健，月经规律，经量正常，无痛经史。孕 1 产 1。

2. **身体状况** 产妇精神是否充沛，自我感觉如何，有无临床异常情况。

3. **心理-社会状况** 产妇表情放松，配合检查，由家属陪伴。

【主要护理诊断/问题】

盆腔脏器脱垂 与产伤有关。

【护理目标】

1. 产妇能够学会盆底肌锻炼方法。

2. 产妇无并发症。

【护理措施】

1. 运动护理 在评估产妇全身状况的基础上，指导产妇进行盆底肌的锻炼（图 36-1）。

2. 健康教育 告知产妇及家属盆底肌锻炼的益处，帮助其正确认识产后康复运动。

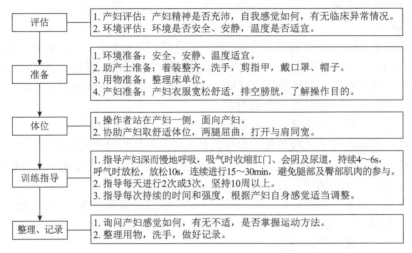

图 36-1 产后康复运动操作流程

【护理评价】

1. 产妇能够进行盆底肌锻炼。

2. 住院期间产妇未发生不适症状。

【注意事项】

1. 注意观察产妇训练过程中有无不适及异常情况，必要时及时停止。

2. 告知产妇凯格尔运动没有时间跟体位的要求，锻炼可以在一天中的任何时间进行，取站立、仰卧或坐位等任何体位均可进行。

【实训拓展】

1. 生物反馈治疗 生物反馈治疗的原理是借助置于阴道内的电子生物反馈治疗仪的探头，监测盆底肌肉的肌电活动或者阴道内压力的变化，同时也可监测腹部肌肉活动和逼尿肌活动，将这些肌肉活动的信息转化为听觉和视觉信号反馈给产妇，指导产妇进行正确、自主的盆底肌肉训练，并形成条件反射。

2. 盆底肌肉电刺激 刺激尿道外括约肌收缩，通过神经回路进一步增强尿道括约肌收缩，加强控尿能力。另外，刺激神经和肌肉，通过形成冲动，兴奋交感通路并抑制副交感通路，抑制膀胱收缩功能，降低逼尿肌代谢水平，增加膀胱容量，增强储尿能力。

3. 注意事项 产后 1 个月内，由于子宫处于恢复期，会有少量阴道流血，这时只适合做简单的盆底肌肉训练。阴道流血停止后，可以选择生物反馈或电刺激治疗。

（郭洪花）

实训三十七　乳头平坦和凹陷的护理

情境三十七

张女士，25 岁，已婚，昨日顺利分娩一足月男婴。母亲有先天性乳头凹陷（Ⅱ度）。男婴出生无特殊情况，现一般情况良好，无异常发现。该母亲能否进行母乳喂养？作为助产士，应该从哪些方面去评估？如何指导母亲正确治疗乳头凹陷？

【护理评估】

1. 健康史 既往体健，月经规律，经量正常，无痛经史。孕1产1。

2. 身体状况 ①全身评估；②乳房情况：乳房的类型，乳汁的质和量，乳房有无红肿、硬块、肿胀，乳头有无皲裂等；③心理状况，有无担忧、自卑等。

3. 心理-社会状况 产妇表情放松，配合检查，由家属陪伴。

【主要护理诊断/问题】

1. 母乳喂养低效。

2. 焦虑 与无法正常进行母乳喂养有关。

【护理目标】

1. 产妇乳头平坦或凹陷有所好转。

2. 产妇未产生不良心理状态。

【护理措施】

1. 乳头评估 评估产妇乳头状况，并根据情况指导其进行乳头矫正训练（图37-1）。

2. 心理护理 告知产妇及家属出现乳头平坦或凹陷的原因，帮助其正确认识该现象，并鼓励其进行矫正训练。

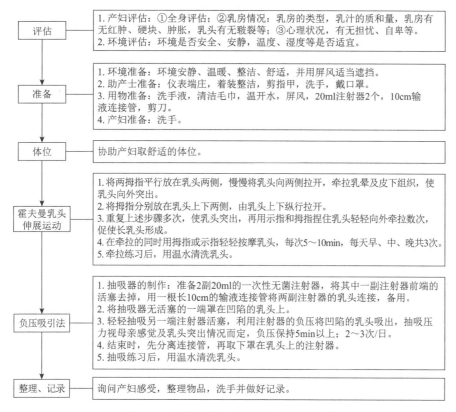

图37-1 乳头平坦和凹陷的护理操作流程

【护理评价】

1. 产妇能够接受乳头凹陷或平坦的现象。

2. 产妇能够进行有效的母乳喂养。

【注意事项】

1. 应及早发现乳头凹陷，及早进行牵拉运动，在孕前及产后进行，为产后哺乳做准备，但在妊娠后期，尤其在中、晚期妊娠时有导致早产的可能，不宜进行。

2. 哺乳前，先用温热毛巾敷乳头 3～5min。

3. 新生儿饥饿时先吸扁平或内陷明显的一侧乳房，尽量不喂养其他奶制品。

4. 要注意母亲的心理护理，要多鼓励母亲，向母亲提供相关知识，增加其对母乳喂养的信心。

【实训拓展】

乳头矫正器，又称乳头内陷矫正器，是一种矫正内陷乳头的简易装置（图 37-2），利用真空负压原理和皮肤牵引扩张术原理，持续牵拉内陷乳头，延长乳腺管、乳头平滑肌、乳头乳晕下结缔组织，提供了非手术矫正乳头内陷的途径。对于轻度和中度的乳头内陷，效果理想。深度的乳头内陷，在停止使用乳头矫正器后，有回缩趋势。在孕前或在孕期，经过乳头矫正器的矫正，产妇基本能够成功实现母乳喂养。

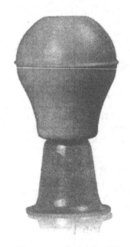

图 37-2 乳头矫正器

（郭洪花）

实训三十八 产后宫缩评估及子宫底按摩

情境三十八

张女士，28 岁，于今日 7 点经阴道娩出一活男婴，Apgar 评分 10 分，重 3500g，无其他特殊，于产后 2h 返回病房休息，今早交班，助产士应重点评估哪些方面？怎么进行评估？

【护理评估】

1. 健康史 既往体健，月经规律，经量正常，无痛经史。孕 1 产 1。

2. 身体状况 明确胎儿娩出时间，观察面部、口唇及甲床颜色，是否进食、排尿，产妇精神状态及有无并发症，用药情况，阴道流血情况。

3. 心理-社会状况 产妇表情放松，配合检查，由家属陪伴。

【主要护理诊断/问题】

潜在并发症：产后大出血。

【护理目标】

产妇未出现产后大出血的情况。

【护理措施】

1. 评估及操作　评估产妇膀胱充盈程度、测量宫高和腹围等（图38-1）。

2. 健康宣教　告知产妇及家属实施该项操作的目的，使其接受该操作。

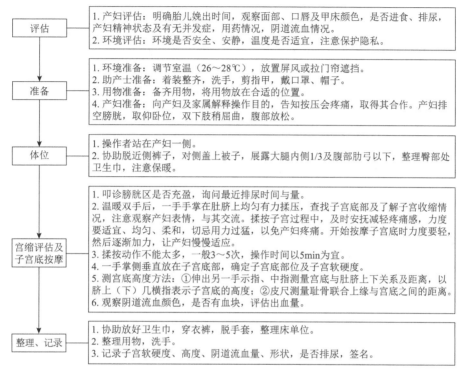

图 38-1　产后宫缩评估及子宫底按摩操作流程

【护理评价】

产妇未发生产后大出血。

【注意事项】

1. 产后 1h 内每 15min，产后 2h 内每 30min 检查一次宫缩、宫高、阴道流血情况。

2. 观察生命体征、排尿及排便情况，建议产后 4h 内首次排尿，以免尿潴留影响子宫收缩。

3. 产后 24h 内，禁止热敷子宫，以免子宫肌肉松弛发生出血。

4. 若发现恶露时间过长、量增多或有异味，及时配合医师处理，必要时留标本送检。

【实训拓展】

1. 正常情况　①正常子宫圆而硬，位于腹部中央；②胎盘娩出后，宫底位于脐下 1 横指，产后第一天因宫颈外口升至坐骨棘水平，使宫底稍上升至平脐，以后每天下降 1～2cm，至产后 10d 子宫降入骨盆腔内，腹部检查时，于耻骨联合上方下压腹壁触不到子宫底；③产后 7～10d 宫颈内口关闭，宫颈管复原，初产妇宫颈外口由产前圆形变为产后"一"字形横裂；④产后 6～8 周恢复至妊娠前状态。

2. 异常情况　子宫质地软应考虑是否有产后宫缩乏力，子宫偏向一侧应考虑膀胱是否充盈；子宫不能如期复旧提示有异常。

（郭洪花）

第四章　新生儿护理技术

学 习 目 标

● **知识目标**

1. 掌握新生儿复苏、新生儿乙肝疫苗和卡介苗接种流程及方法。
2. 熟悉新生儿足底血采集、听力筛查、新生儿沐浴和抚触方法。
3. 了解新生儿护理技术相关进展。

● **能力目标**

能学会新生儿护理技术。

● **素质目标**

能将人文关怀体现在新生儿护理的全过程中。

案 例 导 入

李女士，28岁，已婚，孕1产0，孕38周，宫口近开全，羊水Ⅱ度粪染，宫缩时胎心音80～100次/分，入手术室行剖宫产。

实训三十九　新生儿复苏技术

情境三十九

新生儿出生后是否需要进行复苏处理？如何操作？

【护理评估】

1. **健康史**　是否有妊娠合并症和并发症，新生儿生命体征是否平稳；胎儿宫内缺氧严重度等。
2. **身体状况**　新生儿足月与否，羊水清洁度，有无呼吸或哭声是否响亮，肌张力情况。
3. **心理-社会状况**　产妇及家属表情紧张，产妇担心胎儿健康。

【主要护理诊断/问题】

1. **自主呼吸障碍**　与羊水、气道分泌物吸入导致低氧血症和高碳酸血症有关。
2. **体温过低**　与缺氧有关。
3. **焦虑**　与产妇及家属担心病情危重及预后不良有关。

【护理目标】

1. 通过新生儿复苏技术，改善患儿呼吸和循环。
2. 使新生儿体温维持在正常范围。
3. 产妇及家属焦虑缓解。

【护理措施】

1. **准备**

（1）环境准备：产房温度24～26℃，新生儿辐射台温度32～34℃。

（2）助产士及医师准备：呼叫新生儿科医师到场，高级产科医师、训练有素的助产士到场，着装整齐，洗手，戴口罩、帽子。

（3）用物准备：备齐各种抢救用物，将用物放在合适的位置。物品包括新生儿辐射抢救台、新生儿吸痰器、吸引管、吸球、大毛巾、肩垫、气管插管管道、导丝、喉镜、新生儿面罩、新生儿自动充气复苏气囊、氧气连接装置、药物（盐酸肾上腺素、氯化钠、纳洛酮、碳酸氢钠）。

（4）产妇准备：向新生儿家长解释缺氧的严重度和复苏的目的，取得其合作和理解。

2. 实施

（1）新生儿出生前

1）呼救：生产前诊断胎儿宫内窘迫，准备上台接生，巡回助产士启动院内急救系统，即刻通知助产士（主管或高级责任助产士）、产科上级医师、儿科医师。准备急救物品，配合医师抢救。

2）调节新生儿恒温辐射抢救台（32～34℃），连接好新生儿口鼻吸引管和负压吸痰器，连接适当大小的面罩和自动充气复苏气囊，调整好氧气流量。

3）在恒温辐射抢救台上放置干净的大毛巾，肩垫（备用）。

4）按新生儿科医师医嘱，备好 1∶10 000 肾上腺素、纳洛酮和生理盐水。

（2）新生儿出生后

1）出生后立即评估新生儿，快速评估羊水、呼吸或哭声、肌张力，如果各项评分 2 分，按照新生儿的护理常规进行护理。"有活力的"的定义：有呼吸、肌张力好，心率＞100 次/分。

新生儿复苏技术适应证：①各种原因导致的呼吸抑制、呼吸衰竭的新生儿；②胎儿娩出后发生新生儿窒息。新生儿出生后，快速评估中任意一项为"否"，立即进行初步复苏。

2）如果羊水、呼吸或哭声、肌张力及早产当中其中有一项是"否"，就要按 ABCD 流程复苏，计时复苏时间。脐带搏动消失之前不要切断脐带，在床边立即复苏。目前关于窒息新生儿复苏时，实施晚断脐的时间不统一，国内专家建议，在进行初步复苏和正压通气步骤（至少 1min 内）时可以将新生儿放在母亲旁边操作，不用断脐，如果需要胸外按压、气管插管、脐静脉导管给药等步骤可断脐到操作台操作。

（3）新生儿 ABCD 复苏流程

A. 清理呼吸道：①新生儿有活力：只清理口腔和鼻内的分泌物，如果需要可进行复苏。②新生儿无活力：在进行任何步骤之前对新生儿的气管进行吸引清理；将新生儿摆成"鼻吸气"位以开放气道，仰卧或侧卧，颈部轻度仰伸"鼻吸气"位使咽后壁、喉和气管成一直线，选择合适、富有弹性的吸痰管，先吸口腔再吸鼻腔，吸痰管插入长度不超过患儿鼻尖到耳垂的距离。开放负压后，将吸痰管边旋转边吸引，慢慢向外提出，手法轻巧，动作轻柔。擦干全身，给予刺激。

B. 建立呼吸：经上述处理 30s 后，评估心率、呼吸、血氧饱和度，若心率＜100 次/分或呼吸暂停或呈喘息样呼吸，给予自动复苏气囊正压通气，行血氧饱和度监测。

C. 建立循环：正压通气 30s 后继续评估心率、呼吸、血氧饱和度，若心率＜60 次/分，需要考虑气管插管+胸外按压与正压通气配合。按压部位为胸骨下 1/3，按压的深度为胸廓前后径的1/3。胸外按压和正压通气的比例应为 3∶1，即 90 次/分按压和 30 次/分呼吸，达到每分钟 120个动作。

D. 药物的使用：30s 后评估心率仍＜60 次/分，考虑使用药物，复苏药物 1∶10 000 肾上腺素脐静脉注射或气管内给药。用药后 30s，评估心率＜60 次/分，要考虑新生儿有无先天畸形，如先天膈疝、气胸、低血容量等，必要时给予扩容和升压药物；如心率＞100 次/分，继续复苏支持治疗，遵医嘱转新生儿科继续观察（图 39-1）。

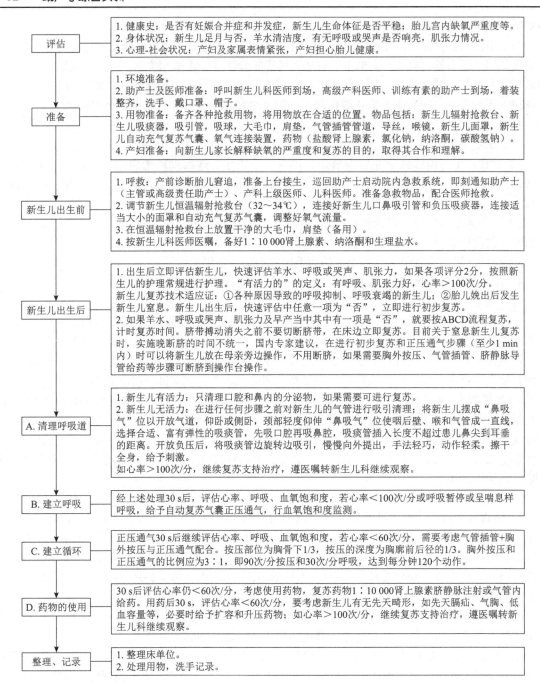

图 39-1　新生儿复苏技术操作流程

【护理评价】

新生儿的呼吸和循环得到改善。

【注意事项】

1. 负压吸痰的压力为 80～100cmH₂O，气囊面罩正压通气压力为 20~～25cmH₂O，频率是 40～60 次/分（胸外按压时为 30 次/分）。氧流量 5L/min，面罩不可压在面部，不可将手指或手掌置于患儿眼部，念"1"时挤气囊，念"2、3"时放开，正压呼吸时间超过 2min 需插胃管，30s 正压通气后心率小于 60 次/分，进行胸外按压（或气管插管）。

2. 气管插管的指征

（1）需要气管内吸引清除胎粪时。

（2）气囊面罩正压通气无效或需要延长时。

（3）胸外按压时。

（4）特殊复苏情况，如先天性膈疝或超低出生体重儿。

3. 气管插管方法　左手持喉镜，使用带直镜片的喉镜进行经口气管插管，整个操作要求在 20s 内完成并常规做一次气管吸引。

（1）喉镜的选择：选择合适型号的镜片（1 号足月儿用，0 号早产儿用）。

（2）气管导管的选择：内径 2.5mm 的气管导管适用于体重 < 1000g、胎龄 < 28 周的新生儿；内径 3.0mm 的适用于出生体重 1000～2000g、胎龄 28～34 周的新生儿；内径 3.5mm 的适用于体重 2000～3000g、胎龄 34～38 周的新生儿；内径 4.0mm 的适用于体重 > 3000g、胎龄 > 38 周的新生儿。

4. 胸外按压的方法　手的正确位置在胸骨下 1/3 处（两乳头连线中点下方）。双指法：用中指和示指或环指指尖垂直压迫；拇指法：两拇指可并排放置或重叠，拇指第 1 指节应弯曲，垂直压迫，双手环抱胸廓支撑背部。压迫深度为胸廓前后径的 1/3，放松时指尖或拇指不离开胸骨，下压时间应稍短于放松时间，按压 3 次呼吸 1 次，频率为 120 次/分。30s 胸外按压后，听心率 6s，心率 < 60 次/分，重新开始胸外按压并使用药物。若心率 > 60 次/分，停止胸外按压继续人工呼吸。

【实训拓展】

1. 出生后脐带还在搏动，表明胎盘与新生儿之间的血液交换还在进行，大概可以持续 3～5min 或更长，还在继续供应氧和营养物质，要实施晚断脐，尤其是呼吸尚未建立的有窒息的新生儿，立即断脐增加了脑缺氧的危险。

2. 如果羊水中有胎粪，但是新生儿有活力，只需要用洗耳球或大孔吸管清理口腔和鼻腔，不必常规进行气管内吸引清理。

3. 抢救复苏中要避免以下错误的危险动作，有可能造成新生儿脑损伤和骨折。例如：用力拍打新生儿的后背或臀部，挤压肋骨，将大腿压向腹部，手指扩张刺激肛门括约肌，热敷、冷敷、热浴、冷浴等，过度摇动新生儿。

4. 确定气管插管的导管位置正确的方法　①胸廓起伏对称；②听诊双肺呼吸音一致，尤其是腋下，且胃部无呼吸音；③无胃部扩张；④呼气时气管导管内有雾气；⑤新生儿心率、肤色和反应好转；⑥有条件可使用呼出 CO_2 检测器，可有效确定有自主循环的新生儿气管插管的位置是否正确。

5. 复苏用药指征　①肾上腺素：心搏停止或者经 30s 的正压人工呼吸和胸外按压后，心率持续 < 60 次/分，静脉或气管注入的是剂量为 0.1～0.3ml/kg 的 1∶10 000 溶液（0.1～0.3ml/kg），需要时 3～5min 重复 1 次。②扩容剂：有低血容量、怀疑失血或休克的新生儿对其他复苏措施无反应时，考虑扩充血容量。可选择等渗晶体溶液，推荐使用生理盐水。大量失血则需要输入与患儿交叉配血阴性的同型血或 O 型红细胞悬液。方法：首次剂量为 10ml/kg，经外周静脉或脐静脉缓慢注射（> 10min）。在进一步的临床评估和观察反应后可重复注射 1 次。③纳洛酮：产妇使用麻醉药物引起的新生儿呼吸抑制，可经脐静脉缓慢注射或肌内注射，剂量为 0.1mg/kg。

（郭洪花）

实训四十　新生儿脐部护理技术

情　境　四　十

李女士，28 岁，孕 38 周，于 10 点 10 分剖宫产娩一女婴，脐带搏动 2min 后停止，将新生儿放置在母亲腹部进行早接触，等待胎盘娩出。10点16分见少量阴道流血，约100ml，阴道口脐带下降延伸，子宫硬，平脐。按常规娩出胎盘。

请阐述：晚断脐的意义与作用有哪些？产后护理脐带时，如果发现脐带被尿湿，该如何处理？

【护理评估】

1. 健康史　无感冒、发热，无药物、毒物及放射线接触史。

2. 身体状况　新生儿皮肤有无伤口、出血、感染等；脐部有无红肿及异常分泌物，新生儿精神状态。

3. 心理-社会状况　产妇及家属对脐部护理的认知程度、接受度和合作程度。

【主要护理诊断/问题】

感染的危险　与新生儿免疫功能低下有关。

【护理目标】

1. 正确地执行无菌断脐，保护新生儿健康，预防感染。

2. 正确地护理脐带，使其自然脱落，预防新生儿脐部感染。

【护理措施】

1. 准备

（1）环境准备：安静、明亮。

（2）助产士准备：着装整齐，洗手，戴口罩、帽子。

（3）用物准备：产包（带气门芯或脐带夹）、消毒用品、无菌衣、手套。

（4）新生儿准备：清洁、宽松、温暖的衣被。

2. 实施

（1）出生时无菌断脐方法：可等待脐带搏动消失后无菌断脐，断脐后置新生儿于母亲腹部开始早接触。

1）核对新生儿身份。

2）检查评估有无脐膨出或脐疝存在。

3）评估脐带情况，是否过短，有无水肿、扭转等。

4）目前多用脐带夹处理脐带，在距离脐带根部2cm和5cm处用止血钳夹住脐带，在距离脐带根部2cm处用无菌剪刀剪断脐带。

（2）出生后脐带护理：按照世界卫生组织"自然干燥法"脐带护理方式，护理原则为分娩过程中严格执行无菌原则，断脐时应用严格无菌的器械。保持脐带及其周围清洁干燥直到脱落。在护理每个新生儿前后洗手，用75%乙醇消毒脐窝。尿布要低于脐部，如果有尿、粪污染，用清水清洁，待其自然干燥。观察有无感染征象：如脐周红肿、脓性分泌物、发热等（图40-1）。

【护理评价】

正确地执行了无菌断脐，未发生感染。

【注意事项】

1. 出生后断脐时间：出生后脐带仍然搏动，胎盘与新生儿之间的血液循环短时间内仍然存在，称胎盘新生儿输血，有利于新生儿肺部功能建立，并预防新生儿贫血。目前研究证明1min内的断脐对新生儿没有益处。早产儿、足月儿、剖宫产或经阴道分娩的胎儿，均应实施晚断脐，晚断脐时间有争议。分析现有证据，建议等待脐带搏动消失后断脐或胎盘娩出后再断脐。

2. 男婴要注意保护外生殖器，不能误伤。

3. 出生后脐带护理：要注意保持日常脐部的清洁干燥，这是预防脐部感染的最重要措施。脐带一般在出生后5～10d自然脱落，脱落后仍要保持脐部干燥。

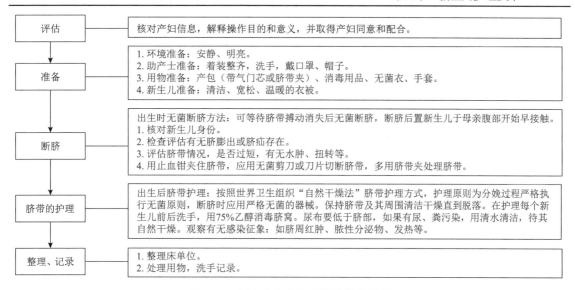

图 40-1　新生儿脐部护理技术操作流程

【实训拓展】

产妇胎盘已经娩出，可先进行母婴早接触，视新生儿情况开始早吸吮，可在完成早吸吮后进行断脐操作。

（郭洪花）

实训四十一　新生儿乙肝疫苗接种

情境四十一

李女士 3h 前行剖宫产娩一足月女婴，出生体重 4050g，出生 1 分钟 Apgar 评分为 5 分。请问该女婴适合接种乙肝疫苗吗？如何操作？

【护理评估】

1. 健康史　产妇是否为乙肝病毒携带者或乙肝患者；对乙肝疫苗接种目的及注意事项的认知。

2. 身体状况　了解新生儿出生时间和出生时状况；有无接种禁忌证；接种部位情况。

3. 心理-社会状况　产妇和家属对乙肝疫苗接种目的及注意事项的认知。

【主要护理诊断/问题】

1. 感染的危险　与新生儿免疫功能低下有关。

2. 知识缺乏：产妇及家长缺乏乙肝疫苗接种相关知识。

3. 潜在并发症：乙肝疫苗接种反应。

【护理目标】

1. 使产妇和家属对乙肝疫苗接种目的及注意事项有所认知。

2. 安全接种乙肝疫苗，预防乙型肝炎。

【护理措施】

1. 查对　查对新生儿腕带、脚环信息，核对医嘱。

2. 评估　有无适应证与禁忌证。适应证：①出生 24h 之内的新生儿。②出生后 1 个月。③出生后 6 个月。禁忌证：①低体重儿，即刚出生的新生儿体重低于 2.5kg。②早产儿。③对乙肝疫苗过敏的人群。④各种急、慢性疾病高峰期，如有发热、咳嗽等不适时，需暂缓接种乙肝疫苗，待病情平稳好转之后，再进行接种。⑤对乙肝疫苗过敏的人群。⑥乙肝病毒携带者。

3. 准备

（1）助产士准备：着装整齐，洗手、戴口罩。

（2）物品准备：备齐用物，将用物放在合适的位置。

（3）新生儿准备：身份识别，向新生儿家属解释操作目的，取得其合作。

（4）用物准备：注射盘、75%乙醇、棉签、1ml注射器、冰盒、乙肝疫苗、乙肝疫苗接种卡、污物罐、锐器盒。

（5）生物制品的准备

1）检查制品标签：包括名称、剂量、批号、有效期及生产单位，并做好登记。

2）查药物：检查安瓿有无裂痕，药液有无发霉、异物、凝块、变色或冻结等，若发现药液异常，立即停止使用。

3）根据医嘱选择注射剂量，摇匀后抽吸药液待用。

4. 操作

1）接种部位：上臂外侧三角肌中部。

2）接种途径：肌内注射。

3）接种方法：消毒接种部位皮肤，直径 5cm，待干。绷紧三角肌皮肤，与皮肤成 90°进针，根据情况刺入针头的1/2～2/3，回抽无回血时开始注射药物。注射完毕后，快速拔出针头，用棉签轻压注射部位，观察新生儿 15～30min，看有无接种反应。

4）整理用物并填写新生儿乙肝疫苗接种卡，交代监护人注射后的注意事项及可能出现的反应，以及第 2 次、第 3 次接种时间，如出现异常及时就诊（图 41-1）。

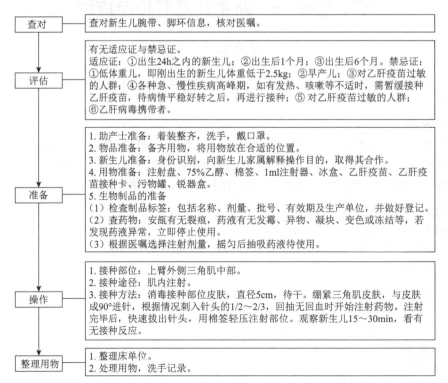

图 41-1 新生儿乙肝疫苗接种操作流程

【护理评价】

1. 新生儿正确接种乙肝疫苗。

2. 新生儿无接种反应。

【注意事项】

乙肝疫苗在 2～8℃条件下运输和避光储存，避免受到阳光直接照射。疫苗安瓿开启后未用完应盖上无菌棉球，开启后有效期为 1h。

【实训拓展】

如果母亲为乙肝表面抗原阳性者，新生儿应在出生时即采用乙肝免疫球蛋白加乙肝疫苗联合免疫，出生后 1 个月和 6 个月时再分别接种一针乙肝疫苗。

（郭洪花）

实训四十二　新生儿卡介苗接种

情境四十二

李女士 3h 前行剖宫产娩一足月女婴，出生体重 4050g，出生 1 分钟 Apgar 评分为 5 分。请问该女婴接种卡介苗需要注意哪些事项？如何操作？

【护理评估】

1. 健康史　对新生儿卡介苗接种目的及注意事项的认知。

2. 身体状况　了解新生儿出生时间和出生时状况，有无接种禁忌证及接种部位情况。

3. 心理-社会状况　产妇和家属对卡介苗接种目的及注意事项的认知。

【主要护理诊断/问题】

1. 有感染的危险　与新生儿免疫功能不足及皮肤黏膜屏障功能差有关。

2. 知识缺乏：产妇及监护人缺乏卡介苗接种知识。

3. 潜在并发症：卡介苗接种反应。

【护理目标】

1. 产妇和家属对卡介苗接种目的及注意事项有所认知。

2. 安全接种卡介苗。

【护理措施】

1. 查对　查对新生儿腕带、脚环信息，核对医嘱。

2. 评估

（1）产妇评估：对新生儿卡介苗接种目的及注意事项的认知。

（2）新生儿评估：了解新生儿出生时间和出生时状况，有无适应证、禁忌证及接种部位情况。适应证：①新生儿是卡介苗接种的重要对象。②与活动性结核患者密切接触的结核菌素试验阴性者。③以往从未接种过卡介苗的儿童。④其他结核菌素试验阴性者，如边远地区的年轻人。禁忌证：①新生儿有发热、腹泻、呕吐；早产、难产有产伤者；患有脓疱疮及湿疹时均不宜接种。②儿童发热 37.5℃以上者；有各种急性传染病病史及恢复不到 2 个月者；严重心、肾、肝疾病者；有皮肤病、过敏性哮喘、荨麻疹或预防接种有过敏反应者；做其他预防接种不满两周者（牛痘接种除外，但应错开接种部位）。

（3）环境评估：安静整洁、温暖舒适。

3. 准备

（1）环境准备：环境宽敞明亮，温湿度适宜。

（2）助产士准备：着装整齐，洗手，戴口罩，查对新生儿腕带、脚环信息，核对医嘱。

（3）物品准备：注射盘、75%乙醇、棉签、1ml注射器、冰盒、卡介苗、疫苗接种卡、锐器盒。备齐用物，将用物放在合适的位置。

（4）新生儿准备：身份识别，向新生儿家属解释操作目的，取得其合作。

（5）生物制品的准备

1）检查制品标签：包括名称、剂量、批号、有效期及生产单位，并做好登记。

2）检查药物：安瓿有无裂痕，药液有无发霉、异物、凝块、变色或冻结等，若发现药液异常，立即停止使用。

3）根据医嘱选择注射剂量，按规定的方法稀释、摇匀后抽吸药液待用。

4. 操作

（1）接种部位：上臂外侧三角肌中部附着处。

（2）接种途径：皮内注射。

（3）接种方法：消毒接种部位皮肤，直径≥5cm，待干。绷紧注射部位皮肤，与皮肤成 10°～15°角行皮内注射，使注射部位形成一个圆形隆起的皮丘，皮肤变白，毛孔变大，注射完毕后针管沿顺时针方向旋转180°后，迅速拔出针头。勿按摩注射部位。观察新生儿15～30min，看有无接种反应。

（4）整理用物并填写新生儿卡介苗接种卡，交代监护人注射后的注意事项及可能出现的反应，出现异常及时就诊并告知复查时间及地点（图42-1）。

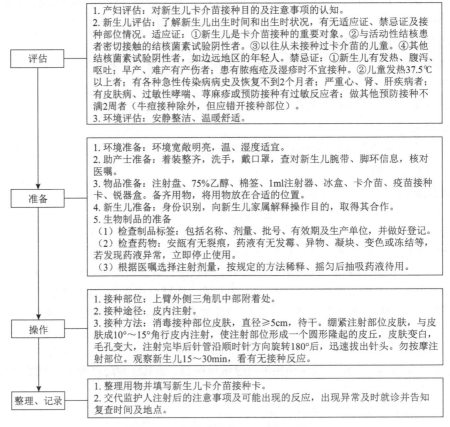

图 42-1　新生儿卡介苗接种操作流程

【护理评价】

1. 新生儿正确接种卡介苗。

2. 新生儿无接种反应。

【注意事项】

1. 患急性热病、发热、皮肤病、严重湿疹、慢性病及早产儿或体重在 2500g 以下的新生儿，都暂时不要接种卡介苗。

2. 卡介苗在 2～8℃条件下运输和避光储存，避免受到阳光直接照射。

3. 疫苗安瓿开启后未用完应盖上无菌棉球，开启后有效期为 30min，剩余疫苗不能随意丢弃，需焚烧处理。

4. 卡介苗皮内注射剂量要准确，严禁皮下注射或肌内注射，防止引起经久不愈的深部寒性脓肿。

5. 1 个月内接种不同疫苗时，不可在同臂接种。

【实训拓展】

卡介苗接种的禁忌证：早产儿，低体重儿（出生体重＜2500g），患有结核病、急性传染病、肾炎、心脏病、湿疹、其他皮肤病、免疫缺陷病，既往接种疫苗后有严重不良反应者。

（郭洪花）

实训四十三　新生儿足底血采集

情境四十三

李女士 3d 前行剖宫产娩一足月女婴，体重 4050g，出生 1 分钟 Apgar 评分为 5 分。请你为该女婴做足底血采集进行新生儿筛查。

【护理评估】

1. 健康史　分娩方式、出生天数、用药史、过敏史、喂养情况及进食情况等。

2. 身体状况　体重、一般情况（病重患儿、使用血液制品或换血治疗的患儿暂缓进行该项筛查）。

3. 心理-社会状况　产妇及家属对新生儿足底血采集的认识和心理反应。

【主要护理诊断/问题】

1. 有感染的危险　与新生儿免疫功能不足及皮肤黏膜屏障功能差有关。

2. 知识缺乏： 产妇及监护人缺乏新生儿足底血采集相关知识。

【护理目标】

完成新生儿足底血采集操作，手法正确，新生儿痛苦小。

【护理措施】

1. 查对　查对新生儿腕带、脚环信息，核对医嘱。

2. 评估

（1）产妇评估：对新生儿疾病筛查的认识和心理反应。

（2）新生儿评估：出生天数、进食次数、体重、一般情况（病重患儿、使用血液制品或换血治疗的患儿暂缓进行该项筛查）。适应证：排除新生儿先天性疾病；禁忌证：出生后超过 20d 不予采血。

（3）环境评估：安静整洁，温暖舒适。

3. 准备

（1）环境准备：环境宽敞明亮，温湿度适宜。

（2）助产士准备：着装整齐，洗手，戴口罩、手套。

（3）物品准备：治疗盘、一次性采血针、75%乙醇、棉签、采血卡及支架、手套、锐器盒。备齐用物，将用物放在合适的位置，核对采血卡与登记本。

（4）新生儿准备：出生 72h 后，7d 之内，并充分哺乳（6 次以上）。

4. 操作

（1）按摩新生儿足跟，用 75% 乙醇消毒皮肤，待干。

（2）使用一次性采血针刺足跟内侧或外侧（图 43-1），深度 < 3mm，用干棉签拭去第一滴血，从第二滴血开始取样。

（3）将滤纸片接触血滴，使血自然渗透至滤纸背面，滤纸正反面血斑一致。采集 3 个血斑，每个血斑直径 > 8mm，不可在同一部位的血斑上重复滴入血液。完成之后用干棉签轻压采血部位止血。

（4）将血片悬空平置，自然晾干至深褐色，避免阳光及紫外线照射、烘烤、挥发性化学物质等污染。检查合格的滤纸干血片置于塑料袋内，保存在 2~8℃ 冰箱中（图 43-2）。

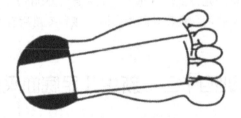

图 43-1　足底采血位置（黑色区域）

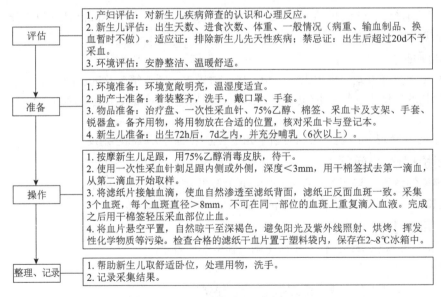

图 43-2　新生儿足底血采集操作流程

【护理评价】

顺利完成足底采血操作，婴儿痛苦小。

【注意事项】

1. 正常采血时间为新生儿出生 72h 之后，7d 之内，并充分哺乳。对于早产儿、低体重儿、正在治疗疾病的新生儿、提前出院者等的采血时间一般不超过出生后 20d。

2. 合格滤纸干血片应当符合以下条件： 至少 3 个血斑，且每个血斑直径 > 8mm；血滴自然渗透，滤纸正反面血斑一致；血斑无污染；血斑无渗血环。

【实训拓展】

采足底血的目的是筛查 3 种疾病：红细胞葡萄糖-6-磷酸脱氢酶缺乏症、先天性苯丙酮尿症和甲状腺功能减退。以上 3 种疾病主要症状是呆傻、反应慢、发育迟缓等，确诊患病国家免费治疗，治愈率达 95% 以上。如果不筛查，将来发病后是无法治愈的。一般采集足跟血后大约 1 个月内出结果，如果结果为阳性，则怀疑相关疾病，需要再次采血复查。医疗机构将通过电话或信函方式通知筛查结果为阳性的新生儿家属，所以产妇及家属在分娩医院所留电话和通信地址必须真实、有效。疾病筛查阳性的新生儿父母，应尽早带新生儿到当地新生儿疾病筛查中心复诊和治疗，以免延误病情。

（郭洪花）

实训四十四　新生儿听力筛查

情境四十四

李女士 3d 前行剖宫产娩一足月女婴。请问该女婴进行新生儿听力筛查需要注意哪些事项？如何操作？

【护理评估】

1. 健康史　分娩方式、出生天数、用药史、过敏史、喂养情况及进食情况等。

2. 身体状况　体重、一般情况（病重患儿、使用血液制品或换血治疗的患儿暂缓进行该项筛查）。

3. 心理-社会状况　产妇及家属对新生儿听力筛查的认识和心理反应。

【主要护理诊断/问题】

知识缺乏：产妇及监护人缺乏新生儿听力筛查相关知识。

【护理目标】

1. 熟练完成新生儿听力筛查操作，手法正确，新生儿无痛苦。

2. 筛查结果有效，家长感到安全和满意。

【护理措施】

1. 查对　查对新生儿腕带、脚环信息，核对医嘱。

2. 评估

（1）有无适应证及禁忌证。适应证：新生儿听力筛查对象主要有 2 种，一是所有出生的正常新生儿；二是具有听力障碍高危因素的新生儿。听力障碍高危因素：①在新生儿重症监护室 48h 及以上者；②早产（< 26 周），或出生体重低于 1500g；③高胆红素血症；④有感音神经性和（或）传导性听力损失相关综合征的症状或体征者；⑤有儿童期永久性感音神经性听力损失的家族史者；⑥颅面部畸形，包括小耳症、外耳道畸形、腭裂等；⑦孕母宫内感染，如巨细胞病毒、疱疹、毒浆体原虫病等；⑧母亲孕期曾使用过耳毒性药物；⑨出生时有缺氧窒息史，1 分钟 Apgar 评分 0～4 分，5 分钟 Apgar 评分 0～6 分；⑩机械通气 5d 以上；⑪细菌性脑膜炎。禁忌证：全身情况差的新生儿。

（2）环境评估：安静整洁、温暖舒适。

3. 准备

物品准备：听力筛查设备及计算机、新生儿资料登记表、测试报告单、听力筛查复查通知书、听力筛查补查通知书、筛查知情同意书、筛查数据统计表。

环境准备：相对安静的专用房间，噪声小，远离电梯或干扰设备，背景噪声≤45dB（A）。

助产士准备：经过听力筛查培训，洗手，手温暖。

新生儿准备：新生儿处于自然睡眠状态或哺乳后的安静状态，取平卧头侧位，检查耳朝上，也可以由家长抱在怀里进行测试。

4. 筛查方法

（1）清洁耳道，以消除耳道积液造成传音障碍的因素，降低假阳性率。

（2）根据耳道大小选择型号合适的耳塞。

（3）放置耳塞，轻轻将耳郭向后下方牵拉，使耳道变直，将探头紧密置于外耳道外 1/3 处，其尖端小孔要正对鼓膜，勿使可置换的弹性部分遮盖麦克风和扬声器。

（4）两耳分别进行测试。仪器自行显示结果，如未通过，需重复测试 2～3 次。

（5）筛查结果应使用"通过"（pass）或"未通过"（refer），不能使用"正常"或"不正常"。

（6）实行两阶段筛查：出院前进行初筛，未通过者 42d 内进行复筛，仍未通过者转听力检测中心。告知有高危因素的新生儿家长，即使通过筛查仍应注意观察听力变化，3 年内每 6 个月随访一次（图 44-1）。

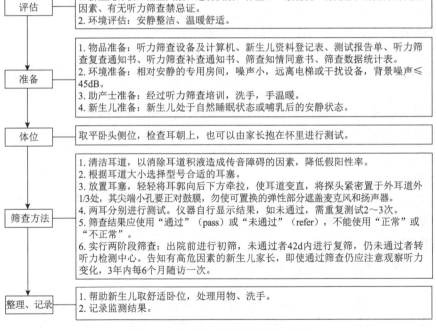

图 44-1 新生儿听力筛查操作流程

【护理评价】

1. 熟练完成新生儿听力筛查操作，手法正确，新生儿无痛苦。

2. 筛查结果有效，家长感到安全和满意。

【注意事项】

1. 筛查通过仅意味着此次筛查未发现异常，还有出现迟发型听力损害的可能，需要与新生儿家长有效沟通。

2. 筛查人员操作中应注意预防交叉感染。

【实训拓展】

预防交叉感染：筛查人员应注意个人卫生，检查前要洗手。如筛查有皮肤感染的新生儿后，应洗手后再对下一个新生儿进行听力筛查。在不同新生儿之间进行筛查，探头的头部用乙醇棉球擦拭消毒，耳塞一人一塞，用后集中以清洁液清洁，擦干，消毒备用。对其所有用品，定期用紫外线照射消毒。对有特殊感染的新生儿应待其化验结果正常后再进行听力筛查，如梅毒感染。

（郭洪花）

实训四十五　　新生儿沐浴

情境四十五

李女士 3d 前行剖宫产娩一足月女婴，出生体重 4050g，出生 1 分钟 Apgar 评分为 5 分。现一般情况良好，无异常发现。请你评估该新生儿能否进行沐浴？如何实施？

【护理评估】

1. 健康史　分娩方式、出生天数、用药史、过敏史、喂养情况及进食情况等。

2. 身体状况　体重、一般情况、吃奶时间、新生儿精神状态及有无并发症。

3. 心理-社会状况　产妇及家属对新生儿沐浴的认识和心理反应。

【主要护理诊断/问题】

有体温失调的危险　与体温调节中枢发育不完善有关。

【护理目标】

1. 清洁新生儿皮肤，促进血液循环，增强新生儿皮肤排泄及散热功能。

2. 有助于观察新生儿全身情况，尤其是皮肤情况。

【护理措施】

1. 查对　查对新生儿腕带、脚环信息，核对医嘱。

2. 评估

（1）新生儿评估：吃奶的时间、新生儿精神状态及有无并发症。

（2）环境评估：安全、安静、舒适。室温保持在 26～28℃，水温 38～42℃。

3. 准备

（1）助产士准备：着装整齐，洗手。

（2）物品准备：体重秤、保湿霜、沐浴露、护臀霜、湿纸巾、纸尿裤、消毒小毛巾 2 条、浴巾、清洁衣服、发梳、75%乙醇、棉签、消毒沐浴盆、室温计等。备齐用物，将用物放在合适的位置。

（3）新生儿准备：身份识别，向新生儿家属解释操作目的，取得其合作。

4. 操作

（1）脱去新生儿衣物，检查全身情况。

（2）称重并记录。

（3）沐浴。

1）打开喷头开始测试水温，抱新生儿于浴盆。

2）洗脸：用消毒毛巾由内向外、由上向下按顺序擦洗眼、鼻、耳、颌下。

3）洗头：①左手掌托住新生儿头颈部；②左手拇指和环指将新生儿双耳郭折向前方遮盖耳孔，防止水流入耳内；③右手取适量沐浴露涂抹新生儿头部；④清水冲洗。

4）清洗全身：①左手经背部环抱新生儿肩部及对侧腋窝；②右手取适量沐浴露按颈—腋下—上肢—手—胸部—腹股沟—臀部—下肢—背部的顺序涂抹新生儿全身，搓成泡沫，然后用清水冲洗干净；③洗背时可左右手交替环抱新生儿，使其头靠在助产士手臂上。

（4）沐浴后：将新生儿抱至浴台上，用浴巾蘸干全身。

（5）消毒脐带：用75%乙醇消毒肚脐根部。

（6）皮肤护理：身体涂抹保湿霜，臀部用护臀霜。

（7）穿好纸尿裤、衣服。

（8）核对：检查腕带、脚环、被牌；与家长确认。

（9）整理用物：洗手，记录（图45-1）。

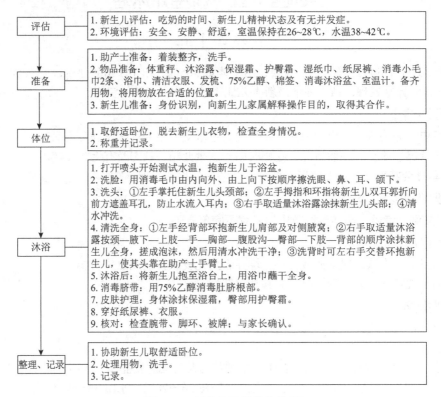

图 45-1　新生儿沐浴操作流程

【护理评价】

1. 新生儿沐浴操作正确，新生儿愉悦、无哭闹。

2. 产妇对操作过程满意，对新生儿沐浴技术具有一定认知。

【注意事项】

1. 严格掌握新生儿沐浴时机，应在哺乳前或后1h，不哭闹、清醒状态下进行沐浴，注意避免在新生儿饥饿时沐浴。

2. 先放水，调好水温，再沐浴；沐浴的过程中绝对不能离开新生儿。

3. 沐浴液不能直接滴在新生儿皮肤上；沐浴时勿使水进入新生儿的耳、鼻、口、眼内。

4. 操作者应动作轻柔，注意保暖，避免新生儿受凉及损伤。

【实训拓展】

预防交叉感染：每个新生儿用一套沐浴用品；所有新生儿沐浴完后用消毒液浸泡浴池、浴垫；

毛巾清洗消毒。有感染的新生儿应隔离洗浴，将换下的衣物隔离处理。

（郭洪花）

实训四十六　　新生儿抚触

情境四十六

李女士 3d 前行剖宫产娩一足月女婴，出生体重 4100g，出生 1 分钟 Apgar 评分为 5 分，现一般情况良好，无异常发现。该新生儿能否进行抚触？作为助产士，应该从哪些方面去评估？如何进行抚触操作？

【护理评估】

1. 健康史　分娩方式、出生天数、用药史、过敏史、喂养情况及进食情况等。

2. 身体状况　体重、一般情况、吃奶时间，新生儿精神状态（清醒不烦躁）及有无抚触禁忌证。

3. 心理-社会状况　产妇及家属对新生儿抚触的认识和心理反应。

【主要护理诊断/问题】

有体温失调的危险　与体温调节中枢发育不完善有关。

【护理目标】

1. 刺激新生儿产生良好的应激能力，促进神经系统的发育，减少哭闹，有助于新生儿免疫系统的完善。

2. 促进新生儿胃肠蠕动，增强对食物的吸收，减少生理性体重下降幅度。

3. 有利于母婴之间的情感交流，满足新生儿情感需求。

【护理措施】

1. 评估

（1）新生儿评估：新生儿精神状态（清醒不烦躁）及有无抚触禁忌证，喂养情况，如吃奶的时间，是否饥饿或过饱，宜在新生儿沐浴后、睡前或两次哺乳之间处于清醒与安静状态进行。新生儿抚触适应证：一般情况良好的新生儿。禁忌证：严重心肺功能障碍、全身情况差的新生儿。

（2）环境评估：环境是否安全、安静，温度是否适宜，室温以 28～30℃为宜，光线柔和，避免刺激性光源；有条件的可轻声播放轻缓柔和的音乐。

2. 准备

（1）助产士准备：着装整齐，摘掉手表等饰物，洗手，剪指甲，戴口罩。

（2）物品准备：抚触台、室温计、大毛巾、润肤油、爽身粉、干净衣服、纸尿裤等。备齐用物，将用物放在合适的位置。

（3）新生儿准备：向新生儿家属解释操作目的，取得其合作。

3. 操作

（1）将新生儿放置在抚触台上，核对新生儿腕带，打开包被，解开衣物，检查全身情况，并与新生儿亲密交流，及时更换纸尿裤。

（2）取适量润肤油于手掌内，涂抹均匀，温暖双手。

（3）抚触

抚触顺序：前额、下颌、头部、胸部、腹部、四肢、背部、臀部。

按摩方法：

额部：两拇指指腹由眉间向两侧滑动（图 46-1）。

下颌部：两拇指指腹由中央向两侧滑行，让上下唇形成微笑状（图 46-2）。

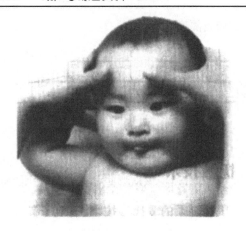

图 46-1　抚触额部

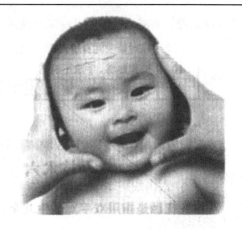

图 46-2　抚触下颌

头部：一手托头，另一手示、中、环指指腹从前额发际抚向后发际，最后停在耳后乳突处；换手抚触另半部（图 46-3）。

胸部：双手示、中指指腹分别由胸部下方向对侧上方交叉推进，至两侧肩部（图 46-4）。

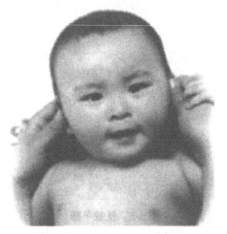

图 46-3　抚触头部

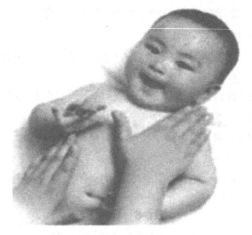

图 46-4　抚触胸部

腹部：双手示、中指指腹轮换从右下腹至右上腹，左上腹至左下腹做顺时针抚触，避开新生儿脐部（图 46-5）。

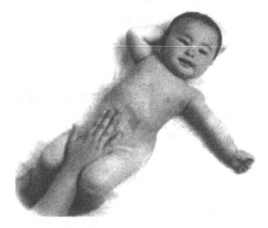

图 46-5　抚触腹部

　　四肢：双手交替从近端向远端轻轻滑行达腕部，然后在重复滑行过程中分段挤捏，按摩肢体肌肉，再用拇指指腹从新生儿掌面向手指方向推进，并从手指两侧轻轻提拉每个手指；同法抚触下肢（图46-6～图46-9）。

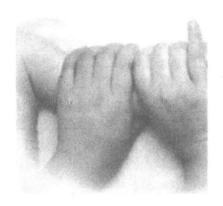

图46-6　抚触胳膊

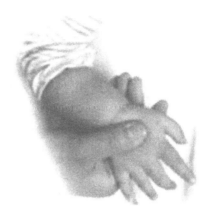

图46-7　抚触手部

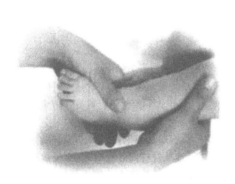

图46-8　抚触腿部

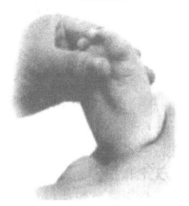

图46-9　抚触足部

　　背、臀部：使新生儿趴在床上（注意新生儿脸部位置，保证其呼吸通畅），以脊柱为中点，双手示、中、环指指腹分别平行地放在脊柱两侧，轻轻地由脊柱向外侧滑行，重复数次，从背部上端抚触到臀部（横向抚触）。最后双手轮流由头部沿脊柱抚触至背部、臀部（纵向抚触）（图46-10），两手掌心在两侧臀部同时做环形抚触（图46-11）。

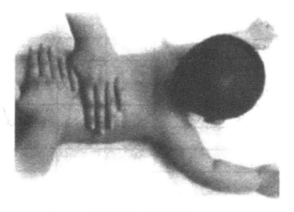

图46-10　抚触背部

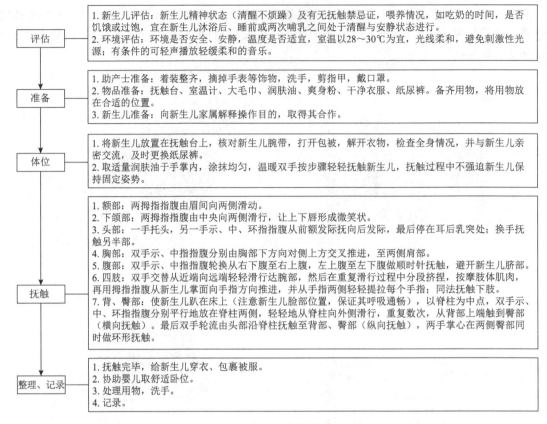

图 46-11　新生儿抚触操作流程

【护理评价】

1. 新生儿抚触操作正确，新生儿愉悦、无哭闹。

2. 产妇及家属对操作过程满意，对新生儿抚触意义具有一定认知。

【注意事项】

1. 抚触过程中手法、力度要适宜、均匀、柔和，切忌用力过猛，以免损伤皮肤。开始按摩时力度要轻，然后逐渐加力，让新生儿慢慢适应。

2. 新生儿进食 1h 以内及脐带未脱落者不做腹部按摩。每个抚触动作不能重复太多，一般每个部位 4～6 次，以每日 1～2 次，每次 15min 为宜。

3. 抚触时应注意与新生儿进行目光与语言交流，抚触时注意观察新生儿的反应，出现哭闹、肌张力增高、肤色变化时应暂停抚触。

【实训拓展】

纸尿裤更换方法：

1. 打开包被，左手轻轻提起新生儿双足，解下脏的纸尿裤。

2. 用湿纸巾由会阴部至肛门方向擦拭新生儿臀部，检查有无臀红或皮肤破损。如有臀红或皮肤破损，涂以护臀霜等或用氧气吹至干燥，不宜紧兜纸尿裤。

3. 将折叠好的纸尿裤垫于臀下，按照粘贴区的指示粘贴并将纸尿裤防漏隔边向外拉一拉，以防侧漏。纸尿裤应松紧合适，防止过紧影响新生儿活动或过松造成大便外溢。同时，操作过程中应观察新生儿大小便的颜色、性状等；操作过程中动作宜轻柔，与新生儿进行语言及非语言交流。

（郭洪花）

第五章　妇科常用诊疗技术

学 习 目 标

● **知识目标**

1. 掌握妇科常用诊疗技术操作的目的、适应证、操作方法。
2. 熟悉妇科常用诊疗技术的物品准备及注意事项。
3. 了解妇科常用诊疗技术的拓展知识。

● **能力目标**

能运用所学的知识对妇女正确实施护理操作及健康宣教。

● **素质目标**

操作过程中动作轻柔，尊重、保护妇女隐私。

案 例 导 入

吴某，女，60 岁。因腹压增加时不自主漏尿 2 月余入院。患者 2 月余前无明显诱因出现咳嗽、打喷嚏、大笑、提重物时不自主流尿，影响平素生活，剧烈咳嗽时有阴道肿物脱出，无尿频、尿急、尿痛等情况，无腹痛、血尿。已婚，配偶健康，初潮 15 岁，4d/23d（行经天数/周期），孕 1 产 1。病来精神、饮食及睡眠可，二便正常。

体格检查：T 36.5℃，P 97 次/分，R 20 次/分，BP 139/91mmHg，体重 62kg。神志清楚，查体合作。妇科检查：外阴皮肤发红，见陈旧性裂伤 II 度，阴道畅，内见少量白色分泌物，嘱患者屏气用力，见尿道口有少量液体流出，阴道前壁形成球状物，向下突出，超处女膜缘，部分在阴道内，宫颈光滑，子宫前位，正常大小，宫体无明显压痛，双侧附件未扪及异常。

辅助检查：阴道分泌物常规结果显示白细胞酯酶（+），过氧化氢（+），乙酰氨基葡萄糖苷酶（+），阴道白细胞（+++），阴道上皮（++），真菌（−），乳酸杆菌样杆菌（++），短小杆菌（+）。血常规结果显示：WBC $6.16×10^9$/L，血小板总数 $340×10^9$/L。肝、肾功能及凝血功能正常。梅毒、人类免疫缺陷病毒（HIV）（−）。阴道彩超结果显示：子宫体大小 6.3cm×5.7cm×5.5cm，形体饱满，包膜光滑，宫壁实质回声均匀，内膜厚 1.1cm，宫内未见节育环回声。宫颈不大，回声均匀。双附件：左侧卵巢回声可见，于右卵巢内见 2.3cm×2.2cm×1.2cm 囊性区，内透声好，未见血流信号，盆腔内见液性区 1.5cm。

诊断：1. 压力性尿失禁。

2. 子宫阴道脱垂。

3. 陈旧性会阴裂伤。

实训四十七　坐　　浴

情境四十七

患者因压力性尿失禁、子宫阴道脱垂住院治疗，拟行经闭孔尿道中段悬吊术（TVT-O）+会阴裂伤修补术，术前 3d 遵医嘱坐浴，清洁外阴，改善局部血液循环，消除炎症，利于术后组织恢复。

体格检查：T 36.5℃，P 97 次/分，R 20 次/分，BP 139/91mmHg。患者神志清楚，焦虑，发育正常，自主体位，查体合作。面色红润，皮肤黏膜完整。胸廓正常，呼吸自如，腹部平坦，无腹壁静脉曲张，腹肌软。妇科检查：外阴皮肤发红，见陈旧性裂伤Ⅱ度，阴道畅，内见少量白色分泌物，嘱患者屏气用力，见尿道口有少量液体流出，阴道前壁形成球状物，向下突出，超处女膜缘，部分在阴道内，宫颈光滑，子宫前位，正常大小，宫体无明显压痛，双侧附件未扪及异常。

【护理评估】

1. 健康史　既往体健，月经规律，经量正常，无痛经史，孕1产1。2个多月前无明显诱因出现咳嗽、打喷嚏、大笑、提重物时不自主流尿，影响平素生活，剧烈咳嗽时有阴道肿物脱出，无尿频、尿急、尿痛等情况，无腹痛、无血尿。

2. 身体状况　神志清楚，面色红润，T 36.5℃，P 97次/分，R 20次/分，BP 139/91mmHg。妇科检查：外阴皮肤发红，见陈旧性裂伤Ⅱ度，阴道畅，内见少量白色分泌物，嘱患者屏气用力，见尿道口有少量液体流出，阴道前壁形成球状物，向下突出，超处女膜缘，部分在阴道内，宫颈光滑，子宫前位，正常大小，宫体无明显压痛，双侧附件未扪及异常。

3. 心理-社会状况　患者由于盆腔器官脱出及不自主流尿，不能从事体力劳动，另身上有异味，性生活受到影响，常出现焦虑、情绪低落，不愿与他人交往。

【主要护理诊断/问题】

1. 焦虑　与不自主流尿影响正常生活有关。

2. 皮肤完整性受损　与尿液刺激所致外阴皮炎有关。

3. 社交孤立　与长期不自主流尿、不愿与人交往有关。

4. 意象紊乱　与长期不自主流尿引起精神压力有关。

【护理目标】

1. 患者精神放松，情绪稳定，愿意与人交往。

2. 患者皮肤完整，无外阴皮炎发生。

3. 患者术后局部组织恢复良好。

4. 患者知晓自我护理的内容，生活自理。

【护理措施】

1. 改善患者一般情况　加强营养，合理安排休息和工作，避免重体力劳动，积极治疗慢性咳嗽。教会患者盆底肌肉锻炼的方法。盆底肌肉（肛提肌）锻炼也称凯格尔运动，指导患者行收缩肛门运动，用力使盆底肌肉收缩3s以上后放松，每次10～15min，每日2～3次。

2. 术前准备　术前3d开始进行阴道准备，每日采用1：5000的高锰酸钾溶液坐浴2次，勤换内裤（图47-1）。

3. 术后护理　术后应卧床休息7～10d；留置尿管5d；避免增加腹压的动作；术后用缓泻剂预防便秘；每日行外阴擦洗，注意观察阴道分泌物的特点；应用抗生素预防感染。

4. 心理护理　压力性尿失禁、子宫阴道脱垂的患者由于长期受疾病折磨，往往有烦躁情绪，护士应为其讲解疾病知识和预后；做好家属的工作，让家属理解患者，协助患者早日康复。

5. 出院指导　术后一般休息3个月，禁止盆浴及性生活，半年内避免重体力劳动。术后2个月到医院复查伤口愈合情况；3个月后再到门诊复查，医生确认完全恢复以后方可有性生活。

【护理评价】

1. 患者知晓坐浴的目的及注意事项，积极配合，满意并感觉良好。

2. 患者精神放松，情绪稳定，愿意与人交往。

3. 患者皮肤完整，无外阴皮炎发生。

4. 患者术后局部组织恢复良好。

5. 患者知晓自我护理的内容，生活自理。

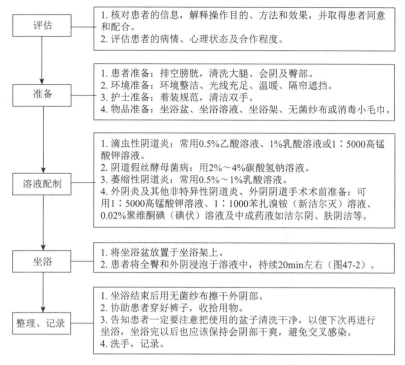

图 47-1　坐浴操作流程

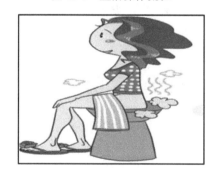

图 47-2　坐浴

【注意事项】

1. 月经期妇女、阴道流血者、孕妇及产后 7d 内的产妇禁止坐浴。

2. 坐浴溶液应严格按比例配制，浓度过高容易造成黏膜烧伤，浓度太低影响治疗。

3. 水温适中，不能过高，以免烫伤皮肤。

4. 坐浴前应先将外阴及肛门周围擦洗干净。

5. 坐浴时需将臀部及全部外阴浸入药液中。

6. 注意保暖，以防受凉。

【实训拓展】

一定要注意把使用的盆子清洗干净以后再进行坐浴，坐浴完以后也应该保持外阴部干爽，用干净的毛巾擦洗干净，然后毛巾要及时清洗晾晒，这样才能避免交叉感染，也可以避免下次使用时被细菌侵袭。

（付立仙）

案 例 导 入

张某，女，52岁。因月经紊乱2年余，阴道反复流血2月余入院。患者2年多前出现月经紊乱，周期延长至半年，经期10余天，量不定，色暗红，伴血凝块，无腹痛、腹胀等不适，患者未重视，未予正规治疗。2个多月前患者反复出现阴道流血，量较多，自行观察未见好转，伴下腹坠胀，无畏寒、发热、心悸、胸闷及呼吸困难，无尿频、尿急、尿痛、腰骶部疼痛等。已婚，配偶健康，初潮15岁，3～4d/30d（行经天数/周期），孕2产2。病来精神、饮食及睡眠可，二便正常，既往健康。

体格检查：T 36℃，P 99次/分，R 18次/分，BP 122/75mmHg，体重73kg。神志清楚，贫血貌，查体合作。妇科检查：外阴发育正常，无溃疡，无赘生物，阴道畅，无充血，见暗红色血凝块，量少，无臭味。宫颈光滑，无接触性出血，子宫正常大小，形态规则，无压痛，双附件未扪及明显包块及压痛。

辅助检查：妇科阴道B超示子宫大小6.9cm×6.5cm×5.7cm，形态饱满，包膜光滑，宫壁实质回声均匀，内膜厚1.3cm，宫内未见节育环回声。于宫颈前后壁见多个无回声区，最大直径0.7cm，未见明显血流信号。双附件：双侧卵巢回声可见，双附件未见明显包块。盆腔内未见液性区。提示：宫颈囊肿。宫腔镜检查：子宫形态正常，宫腔内见一枚息肉样赘生物，直径约1.5cm，蒂部位于宫底，右侧宫角可见散在棘状赘生物。宫腔内容物病理检查：子宫内膜息肉，息肉内局部腺上皮伴非典型性增生，建议密切随诊。心电图正常，胸部CT提示双肺少许纤维化灶，增殖钙化灶。心脏彩超未见明显异常。血常规结果提示：红细胞总数3.35×10^{12}/L，血红蛋白84g/L。乙肝五项、肝肾功能、凝血功能未见明显异常。梅毒、HIV、丙肝检测结果均阴性。CA125 13U/ml。尿常规结果提示白细胞（＋），尿潜血（＋＋＋），尿蛋白（＋＋）。

诊断：异常子宫出血。

实训四十八　阴 道 冲 洗

情境四十八

患者因异常子宫出血住院治疗，拟行腹腔镜下子宫切除术+双侧卵巢及输卵管切除术。术前遵医嘱常规行阴道冲洗，使宫颈和阴道保持清洁。体格检查：T 36℃，P 99次/分，R 18次/分，BP 122/75mmHg。患者神志清楚，焦虑，心率快，发育正常，自主体位，查体合作。贫血貌，皮肤黏膜完整。胸廓正常，呼吸自如，腹部平坦，无腹壁静脉曲张，腹肌软。妇科检查：外阴发育正常，无溃疡，无赘生物，阴道畅，无充血，见暗红色血凝块，量少，无臭味。宫颈光滑，无接触性出血，子宫正常大小，形态规则，无压痛，双附件未扪及明显包块及压痛。

【护理评估】

1. 健康史　既往体健，月经规律，经量正常，无痛经史，孕2产2。2年多前出现月经紊乱，周期延长至半年，经期10余天，量不定，色暗红，伴血凝块，无腹痛、腹胀等不适。患者未重视，未予正规治疗。2个多月前患者反复出现阴道流血，量较多，自行观察未见好转，伴下腹坠胀，无畏寒、发热，无心悸、胸闷及呼吸困难，无尿频、尿急、尿痛，无腰骶部疼痛等。

2. 身体状况　神志清楚，贫血貌，T 36℃，P 99次/分，R 18次/分，BP 122/75mmHg。妇科检查：外阴发育正常，无溃疡，无赘生物，阴道畅，无充血，见暗红色血凝块，量少，无臭味。宫颈光滑，无接触性出血，子宫正常大小，形态规则，无压痛，双附件未扪及明显包块及压痛。

3. 心理-社会状况　患者随着病程延长止血效果不佳引起大量出血，易产生焦虑和恐惧。患者正处于绝经过渡期，常常担心疾病严重程度，疑有肿瘤而不安。

【主要护理诊断/问题】

1. 疲乏　与子宫异常出血导致的继发贫血有关。

2. 有感染的危险　与子宫不规则出血、出血量多导致严重贫血，机体抵抗力下降有关。

3. 焦虑　与患者担心疾病预后有关。

【护理目标】

1. 患者异常阴道流血停止，疲乏的感觉减弱或消失。

2. 患者术后无感染发生。

3. 患者了解疾病相关知识，对治疗充满信心。

【护理措施】

1. 补充营养　患者机体抵抗力较低，应加强营养，改善全身情况，可补充铁剂、维生素 C 和蛋白质。另外还应向患者推荐含铁较多的食物如猪肝、豆角、蛋黄、胡萝卜、葡萄干等。按照患者的饮食习惯，为患者制订适合个人的饮食计划，保证患者获得足够的营养。

2. 手术治疗　该患者无生育要求，应考虑子宫内膜切除术或子宫切除术等手术治疗，按手术常规护理。术前遵医嘱常规行阴道冲洗，使宫颈和阴道保持清洁（图48-1）。

3. 维持正常血容量　观察并记录患者的生命体征，嘱患者保留出血期间使用的会阴垫及内裤，以便更准确地估计出血量。出血量较多者，督促其卧床休息，避免过度疲劳和剧烈活动。贫血严重者，遵医嘱做好配血、输血、止血等措施，以维持患者正常血容量。

4. 预防感染　严密观察与感染有关的征象，如体温、子宫体压痛等，监测白细胞计数和分类，同时做好会阴部护理，保持局部清洁、干燥。如有感染征象，及时与医师联系并遵医嘱进行抗生素治疗。

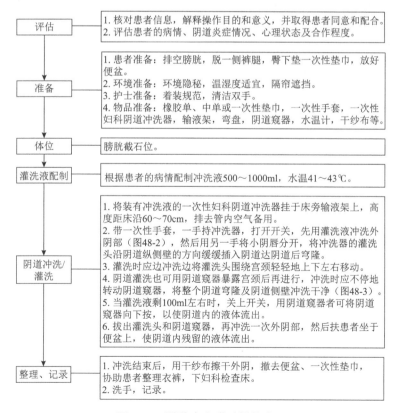

图 48-1　阴道冲洗/灌洗操作流程

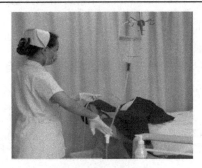
图 48-2　冲洗外阴部

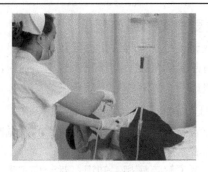
图 48-3　阴道冲洗

5. 心理护理　鼓励患者表达内心感受，耐心倾听患者诉说，了解患者的疑虑。向患者解释病情，提供相关信息，帮助患者澄清问题，解除思想顾虑，摆脱焦虑。可通过看电视、听广播、看书等方式分散患者的注意力。

6. 出院指导　出院后要保持良好心态，适当进行体育锻炼，避免受凉、感冒。饮食上选择高蛋白、多维生素饮食，同时多食水果及蔬菜。出院休养期间如出现阴道出血量多、发热、伤口疼痛或有红肿、硬结等，及时就诊。全子宫切除术后 3 个月，禁止盆浴及性生活，半年内避免重体力劳动。术后 2 个月到医院复查伤口愈合情况；3 个月后再到门诊复查，医生确认完全恢复以后方可恢复性生活。

【护理评价】

1. 患者异常阴道流血停止，疲乏的感觉减弱或消失。

2. 患者知晓阴道冲洗的目的及注意事项，积极配合，术后无感染发生。

3. 患者了解疾病相关知识，对治疗充满信心。

【注意事项】

1. 冲洗器灌洗筒距床沿的距离不应超过 70cm，以免压力过大，水流过速，使灌洗液或污物进入子宫腔或灌洗液与局部作用的时间不足。

2. 灌洗液温度以 41～43℃为宜，温度不能过高或过低。温度过低，患者不舒适，温度过高则可能烫伤患者的阴道黏膜。

3. 灌洗溶液应根据不同的灌洗目的选择，滴虫性阴道炎的患者，应用酸性溶液灌洗；外阴阴道假丝酵母菌病患者，则用碱性溶液灌洗；非特异性阴道炎者，用一般消毒液或生理盐水灌洗；术前患者可选用聚维酮碘溶液、高锰酸钾溶液或苯扎溴铵溶液进行灌洗。

4. 灌洗头插入不宜过深，其弯头应向上，灌洗过程中动作要轻柔，避免刺激阴道后穹隆引起不适，或损伤局部组织引起出血。用阴道窥器灌洗时，应轻轻旋转阴道窥器，使灌洗液能达到阴道各部。

5. 产后 10d 或妇产科手术 2 周后的患者，若合并阴道分泌物混浊、有臭味、阴道伤口愈合不良、黏膜感染坏死等，可行低位阴道灌洗，冲洗器灌洗筒的高度一般不超过床沿 30cm，以避免污物进入宫腔或损伤阴道残端伤口。

6. 未婚妇女可用导尿管进行阴道灌洗，不能使用阴道窥器；月经期、产后或人工流产术后子宫颈口未闭或有阴道出血的患者，不宜行阴道灌洗，以防引起上行感染；宫颈癌患者有活动性出血者，为防止大出血禁止灌洗，可行外阴擦洗。

【实训拓展】

1. 冲洗过程中患者不要肆意移动身体或转变体位，以免影响正常清洗。同时操作者冲洗动作要轻柔，以免用力过大引起疼痛或碰破癌组织而引起出血，出血时及时填塞纱布以压迫止血。

2. 严格执行消毒隔离及无菌技术，用物一人一套，防止交叉感染。

3. 月经期、妊娠期及阴道出血禁忌冲洗，因此时宫口开放冲洗液易进入宫腔引起上行感染。

4. 阴道冲洗后，不可直接躺在床上，须活动 0.5h 以上，有利于冲洗液的排出，防止积液。

（付立仙）

案 例 导 入

李某，女，63 岁。因右下腹痛半个月，绝经后阴道流血 8d 入院。患者半个月前开始右下腹痛，8d 前出现阴道流血，量少，于当地医院就诊后行阴道镜+宫颈活检，病理结果提示：（宫颈）恶性肿瘤。既往月经规律，初潮 15 岁，6d/30d（行经天数/周期），孕 2 产 2，52 岁绝经，已婚，配偶健康。现一般情况好，轻微恶心，无呕吐，无畏寒、发热，无头晕、头痛，饮食欠佳，大便干结，小便正常，睡眠尚可，病来体重下降。

体格检查：T 36.7℃，P 100 次/分，R 17 次/分，BP 133/93mmHg，体重 39kg。神志清楚，面色苍白，查体合作。妇科检查：外阴正常，阴道畅，有少量白色分泌物。宫颈口见一 2cm×2cm 灰褐色肿物，触血阳性。宫颈增粗，子宫萎缩，无压痛，双侧附件区未扪及明显异常。三合诊：宫旁主韧带未扪及明显增粗或缩短。

辅助检查：当地医院行阴道镜+宫颈活检，病理结果提示：宫颈恶性肿瘤。胸部 CT 提示双肺少许纤维化，心脏稍增大。CA125 26U/L。阴道分泌物常规示白细胞酯酶（+），过氧化氢（+），乙酰氨基葡萄糖苷酶（+），阴道白细胞（++++），阴道上皮（+++），真菌（++），乳酸杆菌（+++）。血常规提示白细胞 $11.47×10^9$/L，血小板计数 $416×10^9$/L，肝功能提示丙氨酸氨基转移酶 5U/L，门冬氨酸氨基转移酶 8U/L，白蛋白 32.9g/L。乙肝五项提示乙型肝炎表面抗体 41.5mIU/ml，乙型肝炎核心抗体 4.23COI。尿常规、凝血功能结果正常。

诊断：宫颈癌。

实训四十九　阴道或宫颈上药

情境四十九

患者因宫颈癌住院治疗，拟行腹腔镜下广泛子宫切除术+盆腔淋巴结清扫术，术前遵医嘱行阴道上药，治疗阴道炎，避免术后引起上行感染。体格检查：T 36.7℃，P 100 次/分，R 17 次/分，BP 133/93mmHg。患者神志清楚，焦虑，心率快，发育正常，自主体位。面色苍白，皮肤黏膜完整。胸廓正常，呼吸自如，腹部平坦，无腹壁静脉曲张，腹肌软。诉双下肢疼痛，分开困难，轮椅推入病房，双腿不能屈曲。妇科检查：外阴正常，阴道畅，少量白色分泌物。宫颈口见一 2cm×2cm 灰褐色肿物，触血阳性。宫颈增粗，子宫萎缩，无压痛，双侧附件区未扪及明显异常。三合诊：宫旁主韧带未扪及明显增粗或缩短。

【护理评估】

1. 健康史　既往体健，月经规律，经量正常，无痛经史，孕 2 产 2，52 岁绝经。半个月前开始右下腹痛，8d 前出现阴道流血，量少，于当地医院就诊后行阴道镜+宫颈活检，病理结果提示：（宫颈）恶性肿瘤。一般情况好，轻微恶心，无呕吐，无畏寒、发热，无头晕、头痛，饮食欠佳，大便干结，小便正常，睡眠尚可，病来体重下降。

2. 身体状况　患者神志清楚，焦虑，T 36.7℃，P 100 次/分，R 17 次/分，BP 133/93mmHg。心率快，面色苍白，诉双下肢疼痛，分开困难，轮椅推入病房，双腿不能屈曲。妇科检查：外阴正常，阴道畅，少量白色分泌物。宫颈口见一 2cm×2cm 灰褐色肿物，触血阳性。宫颈增粗，子宫萎缩，无压痛，双侧附件区未扪及明显异常。三合诊：宫旁主韧带未扪及明显增粗或缩短。

3. 心理-社会状况　患者在当地医院检查中发现报告异常时感到震惊和疑惑，确诊后产生恐惧，害怕疼痛、死亡等。与其他恶性肿瘤患者一样会经历否认、愤怒、妥协、忧郁、接受等心理反应阶段。

【主要护理诊断/问题】

1. 恐惧　与确诊宫颈癌需要进行手术治疗有关。

2. 活动无耐力　与双下肢疼痛，分开困难，双腿不能屈曲有关。

3. 营养失调：低于机体需要量　与恶性肿瘤消耗，恶心、饮食欠佳有关。

【护理目标】

1. 患者住院期间，能接受与本疾病有关的各种诊断、检查和治疗方案，适应术后生活方式。

2. 确定降低活动耐力的因素，患者会使用轮椅，住院期间无跌倒/坠床发生。

3. 患者能叙述保持体重的主要措施，接受所规定的饮食。

【护理措施】

1. 协助患者接受各种诊治方案　评估患者目前的身心状况，利用实物、宣传资料等向患者介绍有关宫颈癌的医学常识。介绍各种诊治过程、可能出现的不适及有效的应对措施，如阴道或宫颈上药（图49-1）。为患者提供安全、隐蔽的环境，鼓励患者提问，与护理对象共同讨论健康问题，解除其疑虑，缓解其不安情绪，使患者能以积极的态度接受诊治。

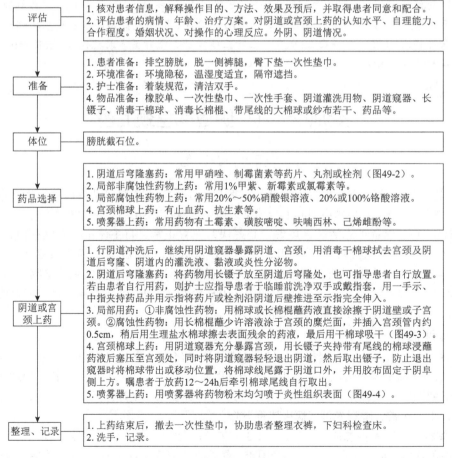

图 49-1　阴道或宫颈上药操作流程

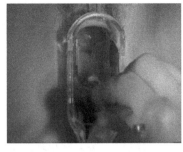
图 49-2　阴道后穹隆塞药

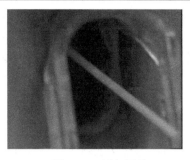
图 49-3　局部用药

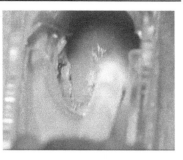
图 49-4　喷雾器卜药

2. 鼓励患者摄入足够的营养　评估患者对摄入足够营养的认知水平、目前的营养状况及摄入营养物的习惯。注意纠正患者不良的饮食习惯。与营养师一起商量确定患者的热量需要，以多样化食谱满足患者的需要，维持体重不继续下降。必要时遵医嘱给予静脉营养治疗。

3. 逐渐增加活动量　卧床期间，在床上进行主动或被动的肢体活动，家属陪护，准备好日常活动设备，妇科检查时帮助患者分开双腿。

4. 心理护理　鼓励患者表达内心感受，耐心倾听患者诉说，了解患者的疑虑。向患者提供相关信息，解除其思想顾虑，摆脱其恐惧。认真执行术前护理活动，并让患者了解各项操作的目的、时间、可能的感受等，以最佳身心状态接受手术治疗。

5. 协助术后康复　监测生命体征及出入量，保持各种管道通畅，认真观察引流液性状及量。术后 7～14d 拔除尿管，注意观察排尿情况，如不能自解应及时处理，必要时重新留置导尿。

6. 出院指导　鼓励患者及家属积极参与出院计划的制订过程，以保证计划的可行性。凡接受手术治疗的患者，必须见到病理报告单才可决定出院日期。根据病理报告中显示高危因素决定后续是否需要接受放疗和（或）化疗。向出院患者说明按时随访的重要性，出院后 1 个月行首次随访，治疗后 2 年内每 3 个月复查 1 次；第 3～5 年内，每半年复查 1 次；从第 6 年开始，每年复查 1 次。随访内容包括盆腔检查、阴道涂片细胞学检查和高危型 HPV 检测、胸部 X 线、血常规及宫颈鳞状上皮细胞癌抗原（SCCA）检查等。适当参加社会活动，性生活的恢复需依术后复查结果而定。

【护理评价】

1. 患者情绪稳定，接受各种检查及诊疗，理解并配合。

2. 患者会使用轮椅，住院期间无跌倒/坠床发生。

3. 患者能接受所规定的饮食，维持体重不继续下降。

【注意事项】

1. 上非腐蚀性药物时，应转动阴道窥器，使阴道壁炎性组织均能涂上药物。

2. 应用腐蚀性药物时，要注意保护好阴道壁及正常的宫颈组织。上药前可将纱布或干棉球衬垫于阴道后壁及阴道后穹隆，以免药液下流灼伤正常组织。药液涂好后用干棉球吸干，立即如数取出所垫纱布或棉球。

3. 棉棍上的棉花必须捻紧，涂药时应向同一方向转动，防止棉花落入阴道难以取出。

4. 阴道栓剂最好于晚上或休息时上药，避免起床后脱出，影响治疗效果。

5. 给未婚妇女上药时不用窥器，可用长棉棍涂抹或用手指将药片推入阴道。

6. 经期或子宫出血者不宜阴道给药。

7. 用药期间应禁止性生活。

【实训拓展】

1. 局部用药　包括腐蚀性及非腐蚀性药物的应用。

2. 喷雾器上药　各种阴道用药粉剂用喷雾器，使之均匀散布于炎性组织表面。

3. 阴道后穹隆塞药　临睡前将药物塞入阴道内，以示指完全伸入为止。

4. 宫颈棉球上药　将带线尾的棉球浸蘸药物后塞至宫颈，12～24h 后患者自行取出。

（付立仙）

案 例 导 入

何某，女，22 岁。因停经 1 月余，要求人工流产来妇科门诊就诊。停经 40 多天时出现恶心、呕吐、嗜酸及嗜睡等早孕反应，尿妊娠试验阳性。未婚，有性生活史，孕 1 产 0，无宫内节育器放置史、无长期口服避孕药史。现无发热、畏寒，无腹痛及阴道流血、流液等不适，二便正常，要求人工流产就诊于妇科门诊。

体格检查：T 36.3℃，P 85 次/分，R 20 次/分，BP 105/66mmHg，体重 52kg。神志清楚，查体合作。妇科检查：外阴发育正常，无溃疡、无赘生物，阴道畅，无充血，分泌物中等，呈白色，无异味，宫颈光滑。

辅助检查：B 超提示宫内妊娠。阴道分泌物、心电图、血常规、凝血功能结果正常。

诊断：

1. 早孕。

2. 人工流产。

实训五十　人工流产术

情 境 五 十

孕妇因早期妊娠，要求人工流产来妇科门诊就诊。体格检查：T 36.3℃，P 85 次/分，R 20 次/分，BP 105/66mmHg。孕妇神志清楚，发育正常，自主体位，查体合作。面色红润，皮肤黏膜完整。胸廓正常，呼吸自如，腹部平坦，无腹壁静脉曲张，腹肌软。妇科检查：外阴发育正常，无溃疡、无赘生物，阴道畅，无充血，分泌物中等，呈白色，无异味，宫颈光滑。

【护理评估】

1. 健康史　既往体健，月经规律，经量正常，无痛经史，未婚，有性生活史，孕 1 产 0。停经 40 余天时出现恶心、呕吐、嗜酸及嗜睡等早孕反应，尿妊娠试验阳性。无宫内节育器放置史、无长期口服避孕药史。现无发热、畏寒，无腹痛及阴道流血、流液等不适。二便正常。

2. 身体状况　神志清楚，面色红润，T 36.3℃，P 85 次/分，R 20 次/分，BP 105/66mmHg。妇科检查：外阴发育正常，无溃疡、无赘生物，阴道畅，无充血，分泌物中等，呈白色，无异味，宫颈光滑。

3. 心理-社会状况　孕妇因初次妊娠，担心人流手术时疼痛、术后发生感染，对以后生育有影响。

【主要护理诊断/问题】

1. 焦虑　与担心自身有关。

2. 有感染的危险　与手术创伤有关。

【护理目标】

1. 孕妇情绪稳定，愿意配合诊疗，知晓人工流产术后注意事项。

2. 孕妇人工流产术后无感染发生。

【护理措施】

1. 术前护理　协助孕妇签署知情同意书，测量生命体征，做好术前准备，指导孕妇排空膀胱（图50-1）。

2. 镇痛与麻醉　一般不需要麻醉，为了减轻患者疼痛，可采用静脉麻醉、宫旁神经阻滞麻醉、宫颈或宫腔表面麻醉。

3. 心理护理　做好术前沟通及术后相关注意事项的宣教，解除孕妇思想顾虑，避免精神紧张等不良情绪。

4. 术后护理　术后应在观察室卧床休息1h，注意观察腹痛及阴道流血情况，必要时遵医嘱给予药物治疗。

5. 健康教育　嘱孕妇保持外阴清洁，1个月内禁止性生活及盆浴，预防感染；吸宫术后休息2周，若有腹痛及阴道流血增多，随时就诊。宣传避孕相关知识，避免重复流产。

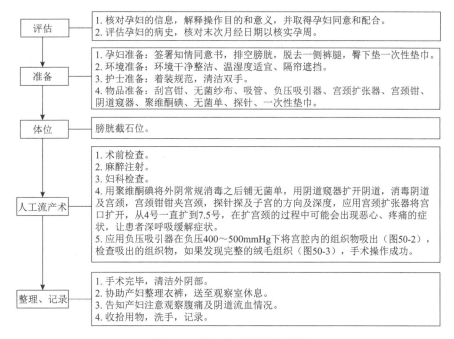

图50-1　人工流产术操作流程

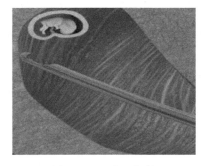

图50-2　吸出组织物

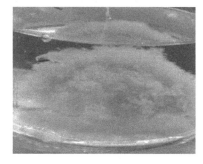

图50-3　检查绒毛

【护理评价】

1. 孕妇情绪稳定，配合诊疗，知晓人工流产术后注意事项。

2. 产妇人工流产术后无感染发生。

【注意事项】

1. 生殖器官急性炎症、各种疾病的急性期或严重的全身性疾病禁止做人工流产术。

2. 术前 3d 禁止性生活。

3. 术中严密监测生命体征，观察患者腹痛及阴道流血情况。

4. 动作轻柔，掌握适当负压，减少不必要的反复吸刮。

5. 术毕认真检查刮出物有无绒毛组织。

【实训拓展】

人工流产后引起腹痛的原因

人工流产术后的正常情况：阴道有少量出血，颜色或鲜红，或暗褐，或为淡粉色、淡褐色，一般没有血块，出血 2 周内干净。手术当天可以有轻微的小腹隐痛，以后腹痛消失或偶有小腹隐痛。如果患者术后腹痛明显，则为不正常情况，可能由以下几种原因引起：

（1）不全流产：人工流产手术有时有失败的情况。不全流产就是手术中未能将宫腔内的绒毛及蜕膜组织全部清除干净。术后子宫为了将剩余的胚胎组织排出宫外，而发生阵发性收缩。此时患者腹痛阵发性发作，发作时疼痛难忍，并有阴道出血量增多，颜色鲜红，有大血块，血块排出后腹痛减轻，如此反复发作。出现不全流产时一般要做清宫术，将宫腔内残留的胚胎组织刮出，腹痛自然消失。手术后加强抗感染治疗以预防感染。

（2）术后感染：这是人流手术最常见的近期并发症之一。术后感染多发生在术后 2 周内，可以由手术操作直接引起，也可以因术后患者不注意卫生，如有性生活、游泳等原因引起。一般导致急性盆腔炎，出现剧烈腹痛，呈持续性，可以阵发性加重，伴发热恶寒，阴道出血，颜色鲜红，有腥臭味，或夹有黄色分泌物。查体时腹痛拒按，有压痛、反跳痛。妇科检查有宫颈举痛，宫体压痛，双附件可以有片状或条索状增厚，压痛明显。如果发生的是慢性盆腔炎，则为腹痛隐痛，阴道少量出血，有异味，可夹有黄色分泌物。发生术后感染，无论是急性还是慢性，都要给予足量抗生素治疗，也可采用中西医结合治疗方法，务求治疗彻底。

（3）子宫穿孔：这是人工流产手术中发生的一种很严重的并发症。穿孔时患者多有突然剧烈腹痛，少部分人也可以没有明显感觉。子宫穿孔引起的腹痛为持续性，阴道有少量出血，如果合并有内出血，可以引起腹膜刺激征：腹痛拒按，压痛、反跳痛同时存在。穿孔较小，又没有损伤膀胱、直肠等内脏器官，没有内出血时可以采用保守治疗：患者卧床休息；给予缩宫素 10U 肌内注射或加入葡萄糖液体中静脉滴注，每日 2～3 次；同时给予足量抗生素预防感染；密切观察体温、血压、呼吸和脉搏的变化。如果宫腔内仍有残留组织，可待病情缓解后再行清宫术。子宫穿孔较大或合并内脏器官的损伤，或有内出血迹象时，则需要手术治疗。

子宫穿孔发生的机会很少，易发生在子宫位置过度倾曲或剖宫产一年内再孕的妇女，或多次频繁行人工流产术的妇女。

（4）宫腔积血：多发生在术后几小时内，患者腹痛难忍，如刀割样，阴道内有少量血水流出。妇科检查发现子宫增大明显，质软，有触痛。此时需要立即行清宫术，清出宫腔内积血，并给予缩宫素及抗生素治疗。

宫腔积血发生的人数也很少，子宫位置过度倾曲、宫颈口过紧的妇女容易发生。

（付立仙）

案 例 导 入

文某，女，32 岁。因已有两个孩子，表示不想再怀孕，要求放置宫内节育器来妇科门诊就诊。患者分别于 5 年前、半年前自然分娩两个孩子，现月经干净 5d，未妊娠，无宫内节育器放置史、无长期口服避孕药史。无发热、畏寒，无腹痛及阴道流血等不适。

体格检查：T 36.7℃，P 78 次/分，R 20 次/分，BP 124/68mmHg，体重 56kg。神志清楚，查体合作。妇科检查：外阴发育正常，无溃疡、无赘生物，阴道畅，无充血，分泌物中等，呈白色，无异味，宫颈光滑。

辅助检查：B 超提示宫内未妊娠，阴道分泌物、血常规、凝血功能、心电图结果无异常。

诊断：宫内节育器放置术。

实训五十一　宫内节育器放置术

情境五十一

患者因已有两个孩子，表示不想再怀孕，要求放置宫内节育器避孕来妇科门诊就诊。体格检查：T 36.7℃，P 78 次/分，R 20 次/分，BP 124/68mmHg。患者神志清楚，发育正常，自主体位，查体合作。面色红润，皮肤黏膜完整。胸廓正常，呼吸自如，腹部平坦，腹肌软。妇科检查：外阴发育正常，无溃疡、无赘生物，阴道畅，无充血，分泌物中等，呈白色，无异味，宫颈光滑。

【护理评估】

1. 健康史　既往体健，月经规律，经量正常，无痛经史。患者分别于 5 年前、半年前自然分娩两个孩子，现月经干净 5d，未妊娠，无宫内节育器放置史、无长期口服避孕药史。无发热、畏寒，无腹痛及阴道流血等不适。

2. 身体状况　神志清楚，面色红润，T 36.7℃，P 78 次/分，R 20 次/分，BP 124/68mmHg。妇科检查：外阴发育正常，无溃疡、无赘生物，阴道畅，无充血，分泌物中等，呈白色，无异味，宫颈光滑。

3. 心理-社会状况　患者生产 2 次均为自然分娩，担心宫内节育器放置时像分娩一样疼痛，术后发生出血、感染等。

【主要护理诊断/问题】

1. 焦虑　与担心自身有关。

2. 有感染的危险　与手术创伤有关。

【护理目标】

1. 患者情绪稳定，愿意配合诊疗，知晓宫内节育器放置注意事项。

2. 患者宫内节育器放置后无感染发生。

【护理措施】

1. 术前宣教　向患者介绍宫内节育器的避孕原理、放置术的目的和过程，舒缓紧张情绪，使其理解并主动配合，签署知情同意书（图 51-1）。

2. 协助医生做好物品准备

3. 选择合适型号的宫内节育器　协助医生根据宫腔深度为育龄妇女选择合适的宫内节育器。T形宫内节育器按其横臂宽度（mm）分为 26 号、28 号、30 号 3 种。通常宫腔深度≤7cm 者用 26号，≥7cm 者用 28 号。

4. 术后健康指导　①术后在观察室观察 2h，无异常方可离开；②术后休息 3d，避免重体力劳动 1 周；③术后 2 周内禁止性生活及盆浴，保持外阴清洁；④术后 3 个月每次行经或排便时注意有无宫内节育器脱落；⑤宫内节育器放置后 1 个月、3 个月、6 个月、12 个月各复查 1 次，以后每年复查 1 次，直至取出停用；⑥术后可能有少量阴道出血及下腹不适，若出现发热、下腹痛及阴道流血量多时，应随时就诊。

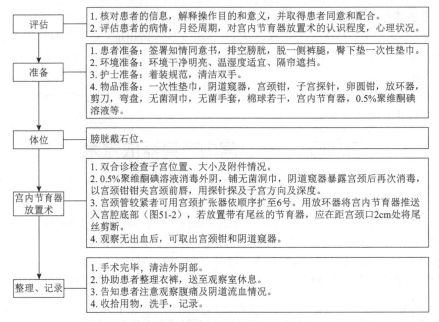

图 51-1　宫内节育器放置术操作流程

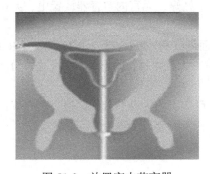

图 51-2　放置宫内节育器

【护理评价】

1. 患者情绪稳定，配合诊疗，知晓宫内节育器放置术后注意事项。

2. 患者宫内节育器放置术后无感染发生。

【注意事项】

1. 放置时间　①月经干净后 3～7d 内且无性交为宜；②产后 42d 子宫恢复正常，恶露已净，会阴切口已愈合；③剖宫产术后半年；④人工流产吸宫术和钳刮术后，中期妊娠引产术后 24h 内或清宫术后（子宫收缩不良、出血过多或有感染可能者除外）；⑤含孕激素宫内节育器在月经第 3 日放置；⑥自然流产者于转经后放置，药物流产者 2 次正常月经后放置；⑦哺乳期或月经延期放置时应先排除早孕；⑧紧急避孕应在性交后 5d 内放置。

2. 术前向受术者介绍宫内节育器的避孕原理、放置术的目的和过程，使其理解并主动配合。

【实训拓展】

如有些妇女已进入更年期，出现月经紊乱或已经绝经，此时应该取出宫内节育器，最好在绝经后 1 年内取出。绝经 1 年以上取出宫内节育器时，由于卵巢功能衰退，雌激素水平低下，阴道黏膜萎缩，子宫也逐渐萎缩，会增加手术难度及危险。

目前所放置的宫内节育器为便于取出，均带有尾丝，放置后将尾丝留在宫颈口外 2cm。患者切不可自行取出，因为这样做会由于消毒不严及操作不当，有可能引起大出血或感染，导致盆腔炎。

宫内放置节育器是一种较好的避孕措施，但不能达到百分之百的避孕效果，还有可能发生带器妊娠。所以，即使放置了宫内节育器，也要适当地避开排卵期性交。

（付立仙）

案例导入

张某，女，48岁。因已绝经，要求取出宫内节育器来妇科门诊就诊。患者20年前在某医院放置宫内节育器，其间月经规律，经量正常，无痛经史，孕2产1，1年前绝经，要求取出宫内节育器。现无发热、畏寒，无腹痛及阴道流血等不适。

体格检查：T 36.2℃，P 82次/分，R 20次/分，BP 133/74mmHg，体重62kg。神志清楚，查体合作。妇科检查：外阴发育正常，无溃疡、无赘生物，阴道畅，无充血，分泌物中等，呈白色，无异味，宫颈Ⅰ度糜烂。

辅助检查：B超提示宫内节育器正常。阴道分泌物、血常规、凝血功能、心电图结果无异常。

诊断：宫内节育器取出术。

实训五十二 宫内节育器取出术

情境五十二

患者因已绝经，要求取出宫内节育器来妇科门诊就诊。体格检查：T 36.2℃，P 82次/分，R 20次/分，BP 133/74mmHg。患者神志清楚，发育正常，自主体位，查体合作。面色红润，皮肤黏膜完整。胸廓正常，呼吸自如，腹部平坦，腹肌软。妇科检查：外阴发育正常，无溃疡、无赘生物，阴道畅，无充血，分泌物中等，呈白色，无异味，宫颈Ⅰ度糜烂。

【护理评估】

1. 健康史 既往体健，20年前在某医院行宫内节育器放置术，其间月经规律，经量正常，无痛经史，孕2产1，1年前绝经，要求取出宫内节育器。现无发热、畏寒，无腹痛及阴道流血等不适。

2. 身体状况 神志清楚，面色红润，T 36.2℃，P 82次/分，R 20次/分，BP 133/74mmHg。妇科检查：外阴发育正常，无溃疡、无赘生物，阴道畅，无充血，分泌物中等，呈白色，无异味，宫颈Ⅰ度糜烂。

3. 心理-社会状况 患者绝经1年，没有避孕需求，故想取出宫内节育器。但担心宫内节育器放置时间太久，取出困难。

【主要护理诊断/问题】

1. 焦虑 与担心自身有关。

2. 潜在并发症： 节育器断裂。

【护理目标】

1. 患者情绪稳定，愿意配合诊疗，知晓宫内节育器取出术注意事项。

2. 宫内节育器取出术中未发生节育器断裂。

【护理措施】

1. 术前向患者介绍宫内节育器取出术的目的和过程，舒缓紧张情绪，使其理解并主动配合，签署知情同意书（图52-1）。

2. 协助医生做好物品准备。

3. 术后健康指导：术后休息1d，术后2周内禁止性生活和盆浴，保持外阴清洁。

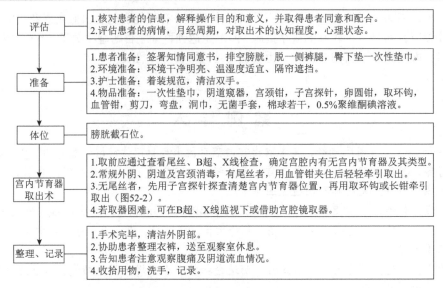

图 52-1　宫内节育器取出术操作流程

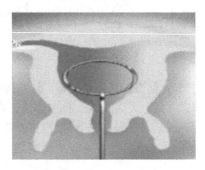

图 52-2　取出宫内节育器

【护理评价】

1. 患者情绪稳定，愿意配合诊疗，知晓宫内节育器取出术注意事项。

2. 宫内节育器取出术中未发生节育器断裂。

【注意事项】

取出时间以月经干净 3～7d 为宜，出血多者随时可取。带器早期宫内妊娠于人工流产时一并取出。带器异位妊娠于术前诊断性刮宫时或术中、术后取出。术后休息 1d，术后 2 周内禁止性生活和盆浴，并保持外阴清洁。

【实训拓展】

宫内节育器取出术后的饮食护理

1. 均衡营养　宫内节育器取出术后身体需要注意增加营养，所以有些女性认为需要大补来调理，其实这是不恰当的做法。宫内节育器取出术往往只会造成少量出血，术后做到荤素搭配，保证营养均衡，并补充适量液体即可，不需要特意改变饮食进补。

2. 多补充蛋白质　食用富含蛋白质的食物，如豆类、奶类、蛋类、鱼类，有助于子宫更快恢复。

3. 多吃补血食品　红枣、红糖、黑豆等食品不仅有补血功效，对女性身体调理的效果颇好。加上取器后月经量增多，可多吃些含铁的食物，防止经期贫血。

4. 少吃刺激性食物 以清淡为主，生、冷、酸、辣等刺激性食物少吃，以免刺激子宫，不利于子宫恢复和身体健康。

（付立仙）

案 例 导 入

李某，女，25 岁。因停经 5 月余，自觉胎动停止 2d 住院。停经 40 余天查血 hCG 阳性，B 超提示宫内早孕。孕 2 个多月出现恶心、呕吐等早孕反应，持续至孕 3 个多月自行缓解，孕 4 个多月感胎动，未定期产检，2d 前感胎动停止。现无发热、畏寒、恶心、呕吐。无腹痛及阴道流血、流液等不适。有尿频，无尿急、尿痛等不适，大便正常。

体格检查：T 36.8℃，P 82 次/分，R 20 次/分，BP 122/76mmHg，体重 60kg。神志清楚，查体合作。妇科检查：腹部膨隆，子宫轮廓清楚，无张力及压痛，未扪及宫缩，未听及胎心。外阴发育正常，无溃疡、无赘生物，阴道畅，无充血，分泌物正常，呈白色，无异味，宫颈光滑。

辅助检查：B 超提示宫内妊娠，胎儿发育停止，无胎动和心跳。心电图、血常规、尿常规、阴道分泌物常规、肝肾功能、凝血功能结果均未见明显异常，梅毒、HIV、丙肝均为阴性。

诊断：
1. 胎儿发育停止。
2. 中期人工流产。

实训五十三　依沙吖啶中期妊娠引产术

情境五十三

孕妇因胎儿发育停止住院治疗，拟行依沙吖啶中期妊娠引产术。体格检查：T 36.8℃，P 82 次/分，R 20 次/分，BP 122/76mmHg。患者神志清楚，发育正常，自主体位，查体合作。面色正常，全身皮肤黏膜完整，无黄染及出血点。胸廓正常，呼吸自如，双下肢无水肿。妇科检查：腹部膨隆，子宫轮廓清楚，无张力及压痛，未扪及宫缩，未听及胎心。外阴发育正常，无溃疡、无赘生物，阴道畅，无充血，分泌物正常，呈白色，无异味，宫颈光滑。

【护理评估】

1. 健康史 既往体健，月经规律，经量正常，无痛经、无宫内节育器放置史及口服避孕药史，孕 1 产 0。停经 40 余天查血 hCG 阳性，B 超提示宫内早孕。孕 2 个多月出现恶心、呕吐等早孕反应，持续至孕 3 个多月自行缓解，孕 4 个多月感胎动，未定期产检，2d 前感胎动停止。现无发热、畏寒、恶心、呕吐。无腹痛及阴道流血、流液等不适。有尿频，无尿急、尿痛等不适，大便正常。

2. 身体状况 神志清楚，面色正常，T 36.8℃，P 82 次/分，R 20 次/分，BP 122/76mmHg。妇科检查：腹部膨隆，子宫轮廓清楚，无张力及压痛，未扪及宫缩，未听及胎心。外阴发育正常，无溃疡、无赘生物，阴道畅，无充血，分泌物正常，呈白色，无异味，宫颈光滑。

3. 心理-社会状况 孕妇因中期妊娠，与腹中胎儿已有一定感情。胎儿发育停止，孕妇常会不自觉地把一些相关的事情与胎停联系起来而产生自责感，感到无力应对，表现为伤心、郁闷、烦躁不安等。

【主要护理诊断/问题】

1. 焦虑 与担心胎儿健康等因素有关。

2. 有感染的危险 与有创操作有关。

【护理目标】

1. 孕妇焦虑缓解，接受现实，积极配合诊治。

2. 产妇出院时无感染发生。

【护理措施】

1. 术前护理 护士要认真做好孕妇身心状况评估，协助医生严格掌握适应证与禁忌证。告知孕妇手术过程及可能出现的情况，取得其积极配合，签署知情同意书（图 53-1）。指导孕妇术前3d 禁止性生活，依沙吖啶引产者需行 B 超检查以定位胎盘及穿刺点，做好穿刺部位皮肤准备。术前每日消毒阴道 1 次。

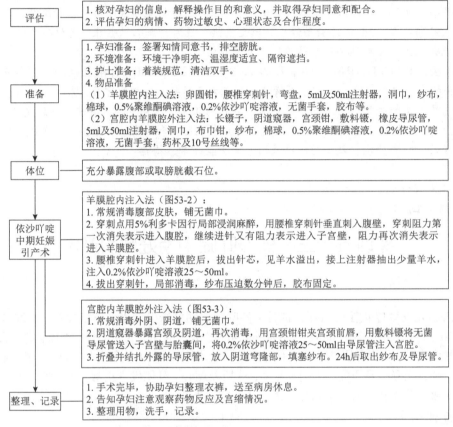

```
┌──────┐    ┌─────────────────────────────────────────────────────────┐
│ 评估 │───▶│ 1. 核对孕妇的信息，解释操作目的和意义，并取得孕妇同意和配合。│
└──────┘    │ 2. 评估孕妇的病情、药物过敏史、心理状态及合作程度。        │
            └─────────────────────────────────────────────────────────┘
```

┌──────┐   ┌───┐
│ 准备 │───▶│ 1. 孕妇准备：签署知情同意书，排空膀胱。
└──────┘   │ 2. 环境准备：环境干净明亮、温湿度适宜、隔帘遮挡。
            │ 3. 护士准备：着装规范，清洁双手。
            │ 4. 物品准备
            │ （1）羊膜腔内注入法：卵圆钳，腰椎穿刺针，弯盘，5ml及50ml注射器，洞巾，纱布，棉球，0.5%聚维酮碘溶液，0.2%依沙吖啶溶液，无菌手套，胶布等。
            │ （2）宫腔内羊膜腔外注入法：长镊子，阴道窥器，宫颈钳，敷料镊，橡皮导尿管，5ml及50ml注射器，洞巾，布巾钳，纱布，棉球，0.5%聚维酮碘溶液，0.2%依沙吖啶溶液，无菌手套，药杯及10号丝线等。

┌──────┐   ┌───┐
│ 体位 │───▶│ 充分暴露腹部或取膀胱截石位。

┌────────────┐ ┌───┐
│ 依沙吖啶   │ │ 羊膜腔内注入法（图53-2）：
│ 中期妊娠   │─▶│ 1. 常规消毒腹部皮肤，铺无菌巾。
│ 引产术   │ │ 2. 穿刺点用5%利多卡因行局部浸润麻醉，用腰椎穿刺针垂直刺入腹壁，穿刺阻力第一次消失表示进入腹腔，继续进针又有阻力表示进入子宫壁，阻力再次消失表示进入羊膜腔。
└────────────┘ │ 3. 腰椎穿刺针进入羊膜腔后，拔出针芯，见羊水溢出，接上注射器抽出少量羊水，注入0.2%依沙吖啶溶液25～50ml。
                │ 4. 拔出穿刺针，局部消毒，纱布压迫数分钟后，胶布固定。

                ┌───┐
                │ 宫腔内羊膜腔外注入法（图53-3）：
                │ 1. 常规消毒外阴、阴道，铺无菌巾。
                │ 2. 阴道窥器暴露宫颈及阴道，再次消毒，用宫颈钳钳夹宫颈前唇，用敷料镊将无菌导尿管送入子宫壁与胎囊间，将0.2%依沙吖啶溶液25～50ml由导尿管注入宫腔。
                │ 3. 折叠并结扎外露的导尿管，放入阴道穹隆部，填塞纱布。24h后取出纱布及导尿管。

┌────────────┐ ┌───┐
│ 整理、记录 │─▶│ 1. 手术完毕，协助孕妇整理衣裤，送至病房休息。
└────────────┘ │ 2. 告知孕妇注意观察药物反应及宫缩情况。
                │ 3. 整理用物，洗手，记录。

图 53-1 依沙吖啶中期妊娠引产术操作流程

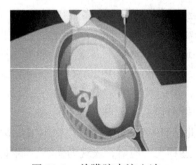

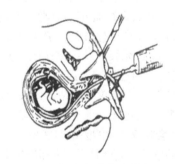

图 53-2 羊膜腔内注入法　　　　　图 53-3 宫腔内羊膜腔外注入法

2. 术中护理 为产妇提供安静舒适的环境。给予产妇支持和鼓励。注意严密观察产妇生命体征，识别有无呼吸困难、发绀等羊水栓塞症状，做好抢救准备。

3. 术后护理 让产妇尽量卧床休息，防止突然破水。注意监测产妇生命体征，严密观察并记录宫缩出现的时间和强度、胎心与胎动消失的时间及阴道流血等情况。产后仔细检查胎盘、胎膜是否完整,有无软产道裂伤,若发现裂伤,及时缝合。胎盘、胎膜排出后常规行清宫术。注意观察产后宫缩、阴道流血及排尿情况。若妊娠月份大的孕妇引产后出现泌乳,需指导其及时采取退奶措施。保持外阴清洁,预防感染。

4. 健康指导　引产后妇女应注意休息,加强营养。鼓励其表达内心焦虑、恐惧和孤独等情感,给予同情、宽慰、鼓励和帮助。术后 6 周禁止性生活及盆浴,为其提供避孕指导。若出院后出现发热、腹痛及阴道流血量多等异常情况,应及时就诊。

【护理评价】

1. 孕妇情绪稳定,接受现实,积极配合诊治,知晓引产术后相关注意事项。

2. 孕妇住院期间未发生感染。

【注意事项】

1. 依沙吖啶通常应用剂量为 50～100mg,不超过 100mg。

2. 羊膜腔外注药时,避免导尿管接触阴道壁,防止感染。

【实训拓展】

依沙吖啶是一种强力的杀菌剂,注入羊膜腔中或宫腔内的羊膜腔外,可以增加宫腔容积、机械性的刺激而出现宫缩。药物的本身可以兴奋子宫肌层,使子宫的肌肉收缩频率增加,幅度和紧张度也会增加,所以会出现宫口的开大,妊娠的组织出现坏死、排出体外。月份越大,对这种药的敏感性越强。所以,如果怀孕的时间超过五个月,用的药量应该相应减少。如果敏感度比较高,会引起强烈的宫缩,有时候会出现子宫破裂。

(付立仙)

案 例 导 入

王某,女,27 岁。因停经 21^{+5} 周,产检发现胎儿畸形,要求终止妊娠住院。停经 40 余天查血 hCG 阳性,B 超提示宫内早孕。孕 2 个多月出现恶心、呕吐等早孕反应,持续至孕 3 个多月自行缓解,孕 4 个多月感胎动,定期产检。行无创筛查提示高风险,建议行产前检查。羊水穿刺提示:染色体非整倍体变异。告知孕妇及家属不排除胎儿出生后畸形可能,嘱考虑是否继续妊娠。现无发热、畏寒、恶心、呕吐。无腹痛及阴道流血、流液等不适。无尿频、尿急、尿痛等不适,二便正常。

体格检查:T 36.2℃,P 98 次/分,R 20 次/分,BP 104/66mmHg,体重 63kg。神志清楚,查体合作。妇科检查:腹部膨隆,子宫轮廓清楚,无张力及压痛,未扪及宫缩,胎心 145 次/分。外阴发育正常,无溃疡、赘生物,阴道畅,无充血,分泌物正常,呈白色,无异味,宫颈光滑。

辅助检查:B 超提示宫内妊娠,单活胎,臀位。血常规、肝肾功能、电解质、凝血功能未见明显异常,阴道分泌物常规无异常。心电图示 T 波改变。数字 X 射线摄影:胸部未见异常。

诊断:

1. 胎儿畸形。

2. 中期人工流产。

实训五十四　水囊引产术

情境五十四

孕妇因产检发现胎儿畸形住院治疗,拟行水囊引产术终止妊娠。体格检查:T 36.2℃,P 98 次/分,R 20 次/分,BP 104/66mmHg。患者神志清楚,发育正常,自主体位,查体合作。面色正常,全身皮肤黏膜完整，无黄染及出血点。胸廓正常，呼吸自如，双下肢无水肿。妇科检查：腹部膨隆，子宫轮廓清楚，无张力及压痛，未扪及宫缩，胎心 145 次/分。外阴发育正常，无溃疡、无赘生物，阴道畅，无充血，分泌物正常，呈白色，无异味，宫颈光滑。

【护理评估】

1. 健康史 既往体健，月经规律，经量正常，无痛经、无宫内节育器放置史及口服避孕药史，孕 2 产 1。停经 40 余天查血 hCG 阳性，B 超提示宫内早孕。孕 2 个多月出现恶心、呕吐等早孕反应，持续至孕 3 个多月自行缓解，孕 4 个多月感胎动，定期产检。行无创筛查提示高风险，建议行产前检查。羊水穿刺提示：染色体非整倍体变异。告知孕妇及家属不排除胎儿出生后畸形可能，嘱考虑是否继续妊娠。现无发热、畏寒、恶心、呕吐。无腹痛及阴道流血、流液等不适。无尿频、尿急、尿痛等不适，二便正常。

2. 身体状况 神志清楚，面色正常，T 36.2℃，P 98 次/分，R 20 次/分，BP 104/66mmHg。妇科检查：腹部膨隆，子宫轮廓清楚，无张力及压痛，未扪及宫缩，胎心 145 次/分。外阴发育正常，无溃疡、赘生物，阴道畅，无充血，分泌物正常，呈白色，无异味，宫颈光滑。

3. 心理-社会状况 孕妇因胎儿发育畸形，常会不自觉地把一些相关的事情与胎儿发育畸形联系起来而产生自责感，感到无力应对，表现为伤心、郁闷、烦躁不安等。

【主要护理诊断/问题】

1. 焦虑 与担心胎儿健康等因素有关。

2. 有感染的危险 与有创操作有关。

【护理目标】

1. 孕妇焦虑缓解，接受现实，积极配合诊治。

2. 产妇出院时无感染发生。

【护理措施】

1. 术前护理 护士要认真做好孕妇身心状况评估，协助医生严格掌握适应证与禁忌证。告知孕妇手术过程及可能出现的情况，取得其积极配合，签署知情同意书（图 54-1）。指导孕妇术前 3d 禁止性生活，术前每日消毒阴道 1 次。

2. 术中护理 为产妇提供安静舒适的环境。给予产妇支持和鼓励。

3. 术后护理 让产妇尽量卧床休息，防止突然破水。注意监测产妇生命体征，严密观察并记录宫缩出现的时间和强度、胎心与胎动消失的时间及阴道流血等情况。产后仔细检查胎盘、胎膜是否完整，有无软产道裂伤，若发现裂伤，及时缝合。胎盘、胎膜排出后常规行清宫术。注意观察产后宫缩、阴道流血及排尿情况，若妊娠月份大的孕妇引产后出现泌乳，需指导其及时采取退奶措施，保持外阴清洁，预防感染。

4. 健康指导 引产后妇女应注意休息，加强营养。鼓励其表达内心焦虑、恐惧和孤独等情感，给予同情、宽慰、鼓励和帮助。术后 6 周禁止性生活及盆浴，为其提供避孕指导。若出院后出现发热、腹痛及阴道流血量多等异常情况，应及时就诊。

【护理评价】

1. 孕妇情绪稳定，接受现实，积极配合诊治，知晓水囊引产术相关注意事项。

2. 孕妇住院期间未发生感染。

【注意事项】

1. 水囊注水量不超过 500ml。

2. 放置水囊后出现规律宫缩时应取出水囊。若出现宫缩乏力，或取出水囊无宫缩，或有较多阴道流血，应静脉滴注缩宫素。

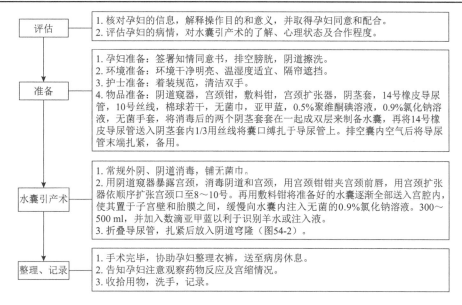

图 54-1　水囊引产术操作流程

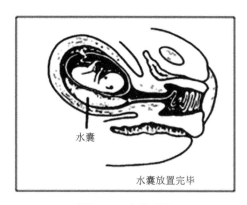

图 54-2　水囊引产

3. 放置水囊不得超过 2 次。再次放置，应在前次取出水囊 72h 之后且无感染征象。

4. 放置水囊时间不应超过 48h，若宫缩过强、出血较多或体温超过 38℃，应提前取出水囊。

5. 放置水囊后，定时测量体温，特别注意观察有无寒战、发热等感染征象。

【实训拓展】

观察宫缩需注意：

1. 宫缩由强变弱时，首先考虑水囊已脱至阴道的可能。

2. 水囊脱落至阴道、宫口已开大 2～3cm，应及时取出，行人工破膜，必要时加用缩宫素促产。

3. 为增强效果，可采用冰盐水（4℃）注入水囊内。

4. 宫缩过强，宫颈管不能如期张开时，应立即取出水囊，必要时给予宫缩抑制剂，以防子宫破裂。

5. 分娩结束，应常规检查阴道、阴道穹隆，如有撕裂予以缝合。有胎盘、胎膜残留时应行清宫术。

（付立仙）

参 考 文 献

安力彬，陆红. 2017. 妇产科护理学. 6 版[M]. 北京：人民卫生出版社

安力彬，陆红. 2022. 妇产科护理学. 7 版[M]. 北京：人民卫生出版社